W0461330

Dr. Michael Despeghel

Ran an den Bauch

Das Ernährungsprogramm

Weltbild

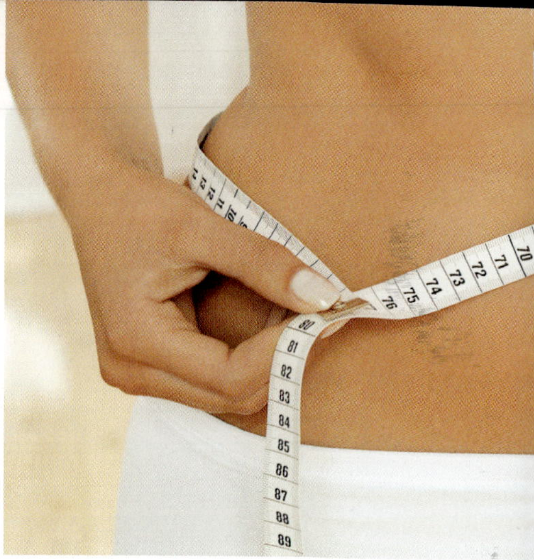

THEORIE

PRAXIS

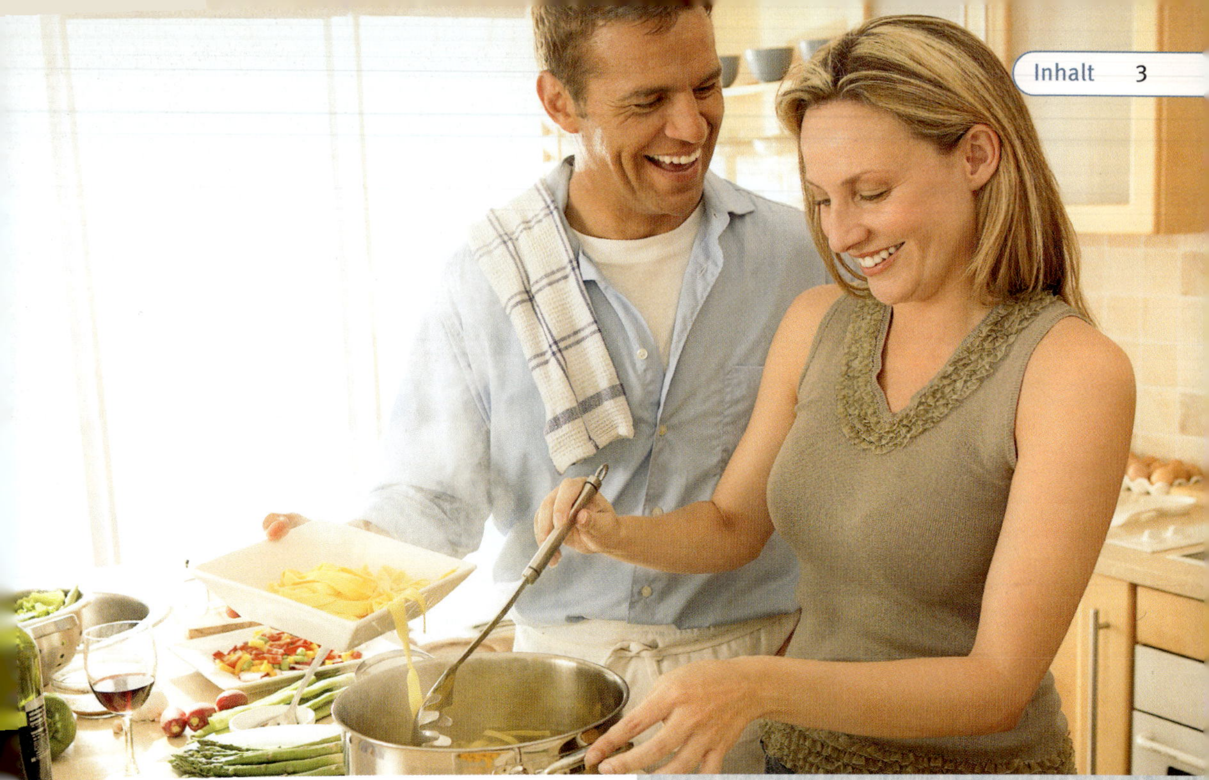

SERVICE

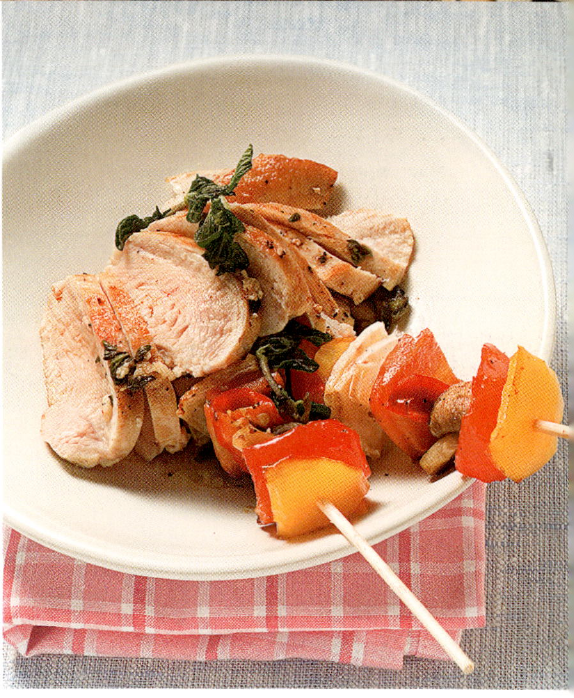

DER AUTOR

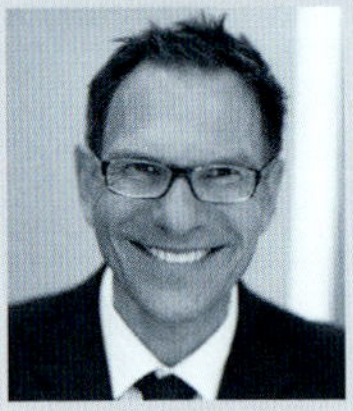

Dr. Dr. Michael Despeghel ist seit rund 25 Jahren erfahrener Referent zu Fitness-, Prävention- und Gesundheitsthemen. Der Sportwissenschaftler ist Spezialist für nachhaltige Änderungen des individuellen Lebensstils und eine gesunde Lebensführung. Er hält europaweit Vorträge zu den Themen »Lust auf Leistung«, »Bewusster leben, bewusster handeln«. Auch in Managementkreisen genießt der eloquente Experte aufgrund seiner Überzeugungskraft höchste Akzeptanz. Rund 250 000 begeisterte Menschen leben mittlerweile nach seinen Gesundheitskonzepten. Den Erfolg der Konzepte von Dr. Dr. Despeghel weisen Studien der Deutschen Sporthochschule Köln, der Universität Gießen sowie der Zeitschrift FOCUS nach. Zurzeit habilitiert der Gesundheitsexperte und Bestseller-Autor an der Universität Gießen. Er ist Vorstandsmitglied der Deutschen Gesellschaft für präventive Männermedizin.

EIN WORT ZUVOR

Die meisten Menschen in Deutschland sind mit ihrem Gewicht zufrieden. Trotzdem ist nach Angaben des Bundesverbraucherministeriums jeder zweite zu dick und hat damit ohne es zu wissen ein Problem: Gerade in einem bauchbetonten Übergewicht sehen Experten ein erhöhtes Risiko. Denn vermehrtes Bauchfett, das sich um die inneren Organe anlagert, verstärkt gefährliche Entzündungsprozesse im Körper. Und diese sind häufig Vorboten von schweren Krankheiten. Doch die meisten Betroffenen ignorieren das Problem. Gerade einmal jeder achte versucht abzunehmen. Beinahe jeder zweite treibt laut Health Care Monitoring Studie 2007 wenig oder gar keinen Sport. Woran liegt das?
Der Hauptgrund: Die meisten Diäten wirken nicht, weil sie statt auf eine dauerhafte Ernährungsumstellung auf kurzfristige Effekte setzen. Zwar schrumpfen die Fettpolster erst einmal, doch nur, um nach der Diät umso mehr anzuschwellen. Dieser Jo-Jo-Effekt lässt sich nur ausbremsen, wenn es gelingt, sich von ungünstigen Ernährungsweisen zu verabschieden und die persönlichen Essgewohnheiten langfristig zu ändern. Darin liegt der Schlüssel zum Erfolg – zu einem schlanken Körper und mehr Gesundheit.
Genau an diesem Punkt setzt unser neues Ernährungstraining an. In zahlreichen Untersuchungen der Sporthochschule Köln und anderer Universitäten konnte gezeigt werden, dass sich durch die schrittweise Umsetzung einfacher Ernährungsziele in sechs Wochen ein gesünderes Essverhalten erlernen lässt. Entscheidend dabei ist, dass jedes Ziel ohne Anstrengung erreicht werden kann und so die ebenso ungeliebten wie gefährlichen Fettpolster langsam, aber sicher schwinden. In kurzer Zeit gewinnen Sie so ein dickes Plus an Lebensqualität und wissen genau, was Sie brauchen, um dauerhaft schlank und gesund zu bleiben. Ich wünsche Ihnen viel Erfolg dabei.

Michael Despeghel

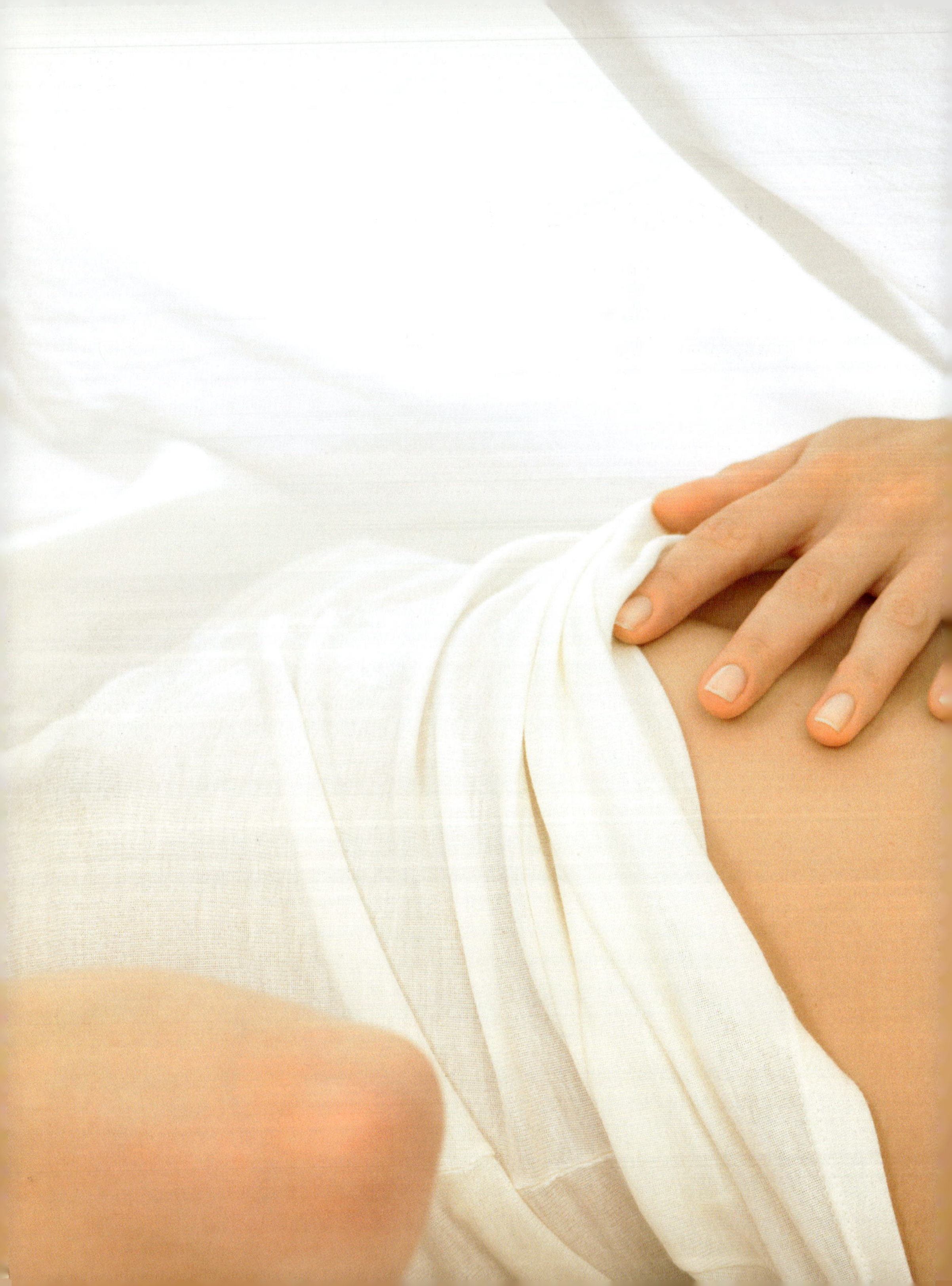

RUND UM DEN BAUCH

Wer gesund bleiben möchte, tut gut daran, eine schlanke Linie anzupeilen. Denn das Bauchfett beeinträchtigt die Stoffwechselprozesse im Körper erheblich.

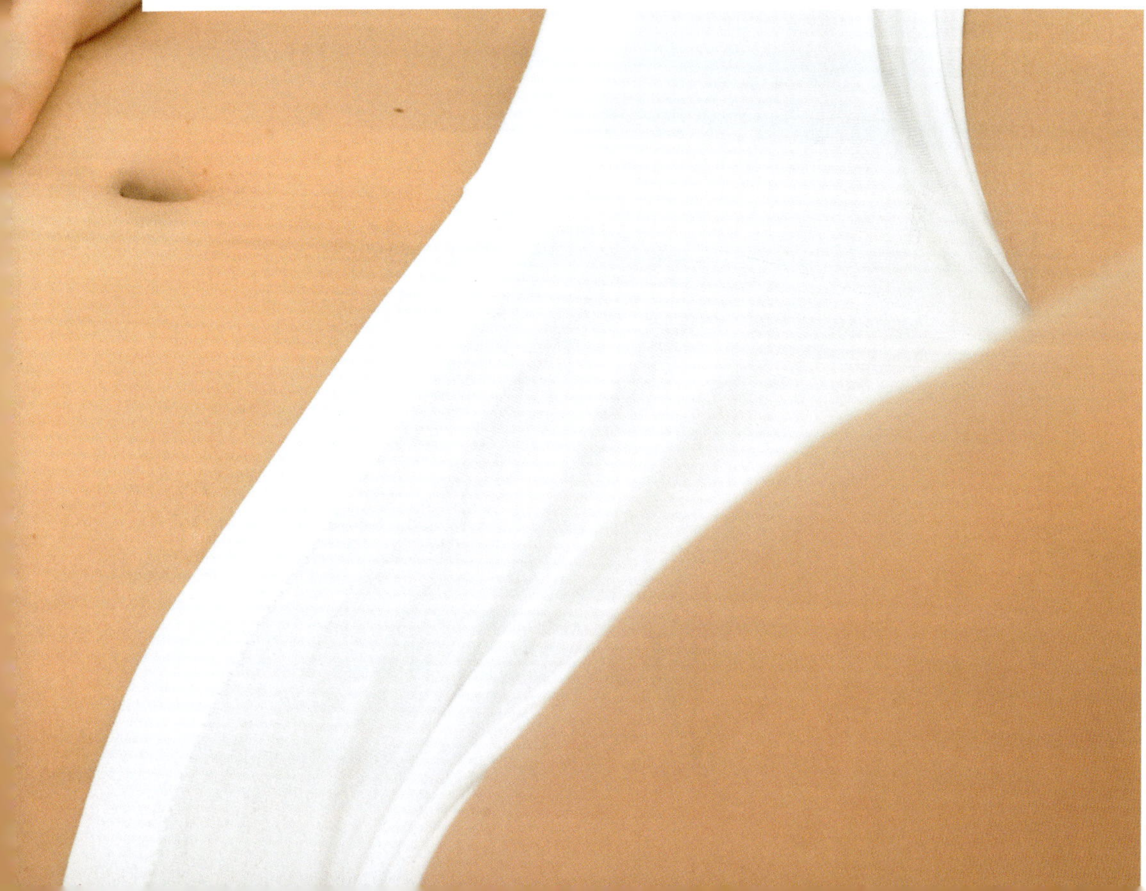

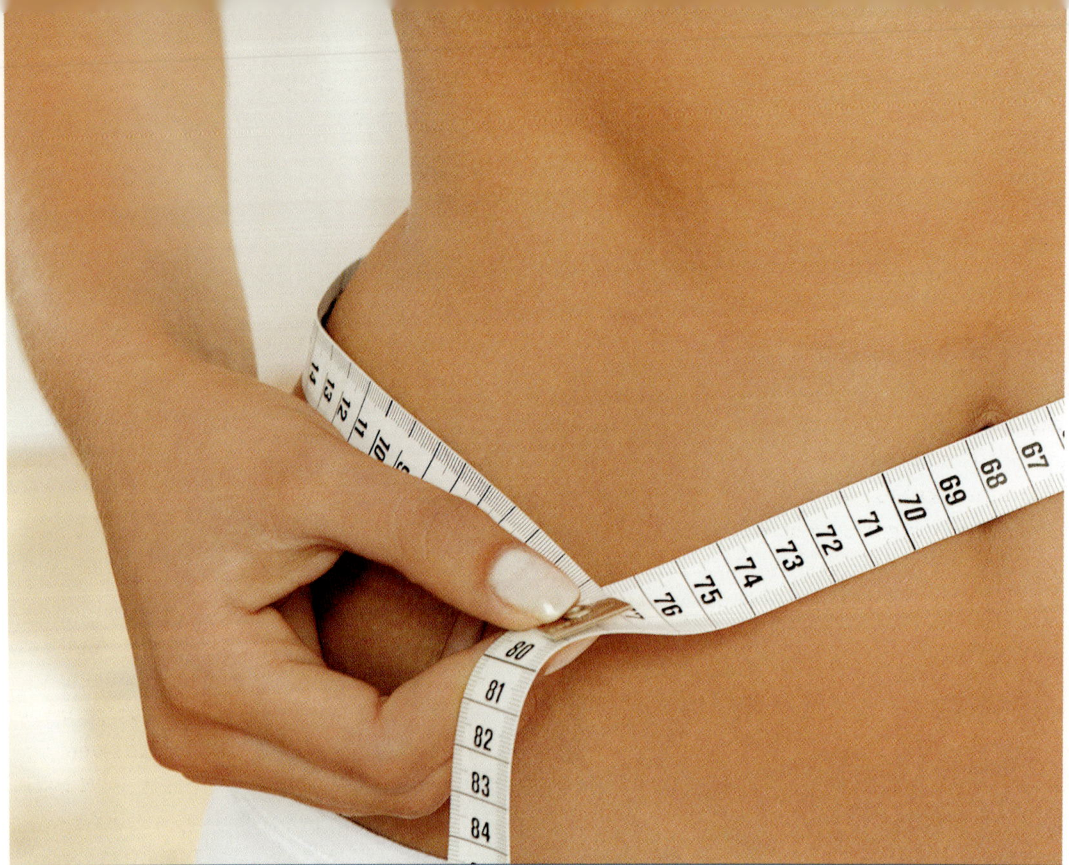

Stoffwechselzentrale Bauch

Immer mehr Studien belegen, dass ein allzu wohlgenährter Bauch auch bei einem ansonsten gesunden Menschen verschiedene Krankheiten auslösen kann, die sich in der Regel nur schwer behandeln lassen. Denn das Fett im Bauch gilt heute als eigenständiger Hormonproduzent und stellt damit einen erheblichen Risikofaktor für Ihre Gesundheit dar. Hier werden Boten- und Entzündungsstoffe produziert, die Gefäße und Gelenke schädigen und den Stoffwechsel entgleisen lassen.

Doch nicht die überflüssigen Pfunde allein sind ein wichtiger Faktor für die Entstehung von Herz-Kreislauf-Erkrankungen oder den gefürchteten Typ-2-Diabetes. Entscheidend ist auch die Fettverteilung im Körper. Wenn das Fett am Bauch sitzt und sich die überschüssigen Kilos als Fett um die inneren Organe anlagern, ist das Risiko hoch, an unterschwelligen Entzündungen zu erkranken. Diese begünstigen Gefäßschäden und beeinträchtigen den Stoffwechsel erheblich. Dabei ist die Methode, ein erhöhtes Gesundheitsrisiko abzuklären, ganz einfach. Die Messung des Bauchumfangs gilt als zuverlässiger Anhaltspunkt; er ist bei der Gesundheitsvorsorge wichtiger als die Bestimmung des BMI (Body Mass Index). Wie es geht, lesen Sie auf Seite 47.
Ist der Bauchumfang zu groß, lässt sich mit Veränderungen im Lebensstil dem Ausbruch verschiedener Krankheiten entgegen steuern. In einer finnischen Diabetes-Präventions-Studie beispielsweise absolvierten Patienten, die bereits Symptome einer Diabetes-Vorstufe zeigten, ein Programm aus gesunder Ernährung und mehr Bewegung. Ziel war es, das Körpergewicht um fünf Prozent zu reduzieren. Die Teilnehmer verringerten ihr Gewicht im ersten Jahr zwar lediglich um vier Kilogramm. Sie zeigten dabei aber bereits eine erheblich verbesserte Stoffwechsellage und hatten ihr Diabetesrisiko nachhaltig verringert. Und gerade auf den dauerhaften Gewichtsverlust kommt es bei der Bauchfettreduktion an. Fünf Kilo in zwei Wochen bringen nichts, wenn sie in den nächsten zwei Monaten wieder angefuttert und um zwei bis drei zusätzliche Kilos aufgestockt werden. Um die ungesunden Fettpolster am Bauch einzuschmelzen hilft nur eines: eine langfristige Umstellung auf gesunde Ernährungsgewohnheiten, die sich ohne Mühe und Frust einhalten lassen.

GEFÜLLTE DEPOTS

Um all die Energie aufzunehmen, die wir ihm mit der Nahrung zuführen, bildet der Körper viele Milliarden Fettzellen im Bauch – bei Dicken sind es zwei- bis dreimal mehr als bei Normalgewichtigen. Sind die Fettzellen erst einmal da, kann ihre Anzahl zwar auf natürlichem Wege nicht mehr reduziert werden. Mit dem richtigen Essverhalten sorgen Sie jedoch dafür, dass sich die Depots leeren und sich auch in Zukunft nicht wieder füllen.

Die Anatomie des Bauches

Anatomisch gesehen bezeichnet der Begriff Bauch (lat.: Abdomen) den gesamten vorderen Teil des Rumpfes zwischen Brustkorb und Becken. Nach hinten wird der Bauch von der Rückenmuskulatur und der Wirbelsäule begrenzt, seitlich und vorn von der Bauchdecke. Umgangssprachlich und mehr oder weniger

liebevoll sehen die meisten von uns ihren Bauch aber vor allem in den vorgelagerten Fettpolstern rund um die Nabelgegend.
Man unterteilt den Bauch in verschiedene Regionen: Oberhalb des Bauchnabels, eingefasst von den Rippen, befindet sich der Oberbauch. Als Mittelbauch wird die Region ohne Knochen bezeichnet. Der Unterbauch oder Unterleib wird vom Becken eingefasst. Unterteilt man in Längsrichtung entlang der äußeren Seite der geraden Bauchmuskeln, gliedert sich der Bauch in der Mitte von oben nach unten in die Magen-, die Nabel- und die Schamregion und außen von oben nach unten in die Rippen-, die Außen- sowie die Leistenregion.

Die Bauchmuskulatur

Auf der Vorderseite des Bauches tritt der gerade Bauchmuskel (M. rectus abdominalis) hervor. Die beiden Längsmuskelstränge verlaufen vom Brustbein zum Schambein und sind bis auf Nabelhöhe unterteilt in drei quer verlaufende Sehnenplatten (Intersectiones tendinae). Darunter etwa in der Mitte befindet sich der Bauchnabel. Je nach Trainingszustand können Sie den geraden Bauchmuskel mehr oder weniger deutlich sehen. Sind diese Muskeln schwach ausgebildet, wird das Muskelrelief in vielen Fällen von einer Fettschicht überlagert.
Der äußere schräge Bauchmuskel (M. obliquus externus abdominis) verläuft von den Außenseiten der unteren Rippen bis zum Beckenkamm und zur Linea alba, einer Sehnenplatte, die zwischen den beiden geraden Bauchmuskeln verläuft. Unter den äußeren liegen die kleineren inneren schrägen Bauchmuskeln (M. obliquus internus abdominis).
Die tiefste Muskelschicht ist der quere Bauchmuskel (M. transversus abdominis). Er reicht vom Beckenkamm und den Sehnen der Rückenstreckermuskulatur bis zur Linea alba.

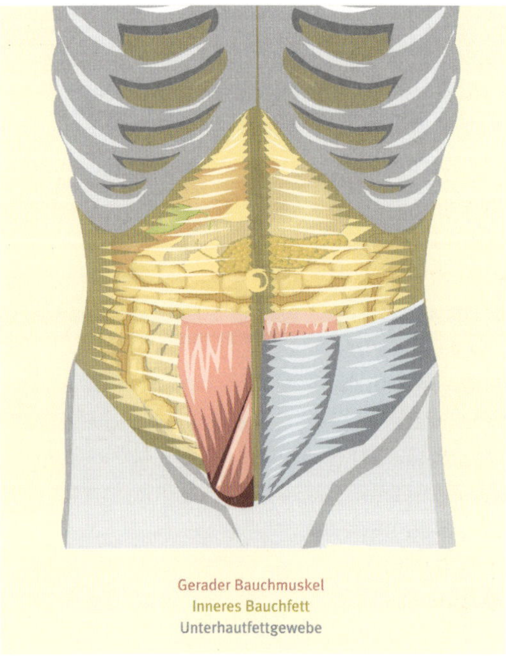

Die Funktion der Bauchmuskulatur

Zusammen mit der Gesäßmuskulatur bilden die Bauchmuskeln ein natürliches »Korsett«. Es hält Becken und Wirbelsäule aufrecht und schützt beide vor Fehlbelastungen und Druck. Die Bauchmuskulatur arbeitet dabei eng mit den Hüftbeugemuskeln zusammen, die bei allen Geh-, Hüpf- und Laufbewegungen zum Einsatz kommen und unseren Rumpf beim Sitzen, Stehen und Gehen stabilisieren.

Diese wichtige Stützfunktion kann die Muskulatur nur leisten, solange sie gut ausgebildet ist. Muskeln, die nicht trainiert werden, erschlaffen. Lagern sich darüber zusätzlich Fettpolster an, führt dies zu Fehlhaltungen und einer Überbelastung des Rückens: Das Becken neigt sich nach vorn, es entsteht ein Hohlkreuz. Die Rückenstreckmuskulatur verkürzt sich und der Bauch steht noch weiter vor. Da sich im Zuge dessen die Hüftstrecker verkürzen, werden die Bandscheiben stärker belastet als normal. Nicht selten leiden Übergewichtige deshalb unter immer wiederkehrenden Schmerzen im Lendenwirbelbereich und unter Bandscheibenvorfällen. Aus diesem Grund wird bei allen Rückenschulen auch die gerade und schräge Bauchmuskulatur trainiert.

SCHNELLES MUSKELWACHSTUM

Die Muskeln im Bauch sprechen besonders schnell auf ein gezieltes Training an. Die Aussicht auf den schnellen Erfolg fördert die Motivation und hilft, auch anstrengende Übungen locker zu bewältigen.

WARUM BAUCHMUSKELN SCHLANK MACHEN

Eine gut trainierte Bauchmuskulatur wirkt sich nicht nur positiv auf die Stabilisierung der Wirbelsäule aus – und verhindert so Rückenschmerzen. Sie ist auch wichtig, wenn es darum geht, die ungeliebten Fettpolster am Bauch einzuschmelzen. Denn die Muskelzellen in den großen Bauchmuskelsträngen erhöhen erheblich unseren Energie- und Kalorienverbrauch – selbst dann, wenn wir sitzen oder schlafen. Bei einer schlaffen, untrainierten Muskulatur sinkt dagegen unser täglicher Energieverbrauch (Grundumsatz); überschüssige Kalorien verwandeln sich ganz leicht in Bauchfett. Die gute Nachricht: Schon zwei Trainingseinheiten pro Woche lassen die Muskelzellen im Bauch wachsen. Die effektivsten Übungen finden Sie in dem beiliegenden Folder.

Die Bauchhöhle

Die Bauchhöhle wird von oben durch die Zwerchfellkuppel und von unten durch das Becken begrenzt. Vorn an der Wirbelsäule verlaufen die vegetativen Nervenfasern für alle Organe. Links vor der Wirbelsäule befindet sich die Hauptschlagader (Aorta). Von ihr zweigen alle anderen Arterien ab. Rechts von der Wirbelsäule liegt die untere Hohlvene, die Hauptvene.

In der Bauchhöhle befindet sich der Haupttrakt des Verdauungssystems: Im rechten, mittleren Oberbauch liegt die Leber, versteckt darunter die Gallenblase. Links neben der Leber finden Magen und Milz ihren Platz. Leber und Magen werden dabei teilweise vom Brustkorb überdeckt. Der Magen geht über in den Dünndarm, an dessen Beginn sich die Bauchspeicheldrüse (Pankreas) befindet. Der Dünndarm selbst bildet meterlange Darmschlingen, die in den Zwölffingerdarm (Duodenum), Leerdarm (Jejunum) und den Krummdarm unterteilt werden und einen Großteil des Mittel- und Unterbauchs ausfüllen. Im rechten Unterbauch mündet der Krummdarm in den Dickdarm. Dieser beginnt am Blinddarm mit dem Wurmfortsatz (Appendix), setzt sich nach oben bis zur Leber fort und läuft dann an der linken Bauchseite vorbei am Magen und an den Dünndarmschlingen zum Anus. Auf der Höhe des Mittelbauchs, hinter allen anderen Organen und den großen Gefäßen liegen rechts und links der Wirbelsäule in ein Fettpolster eingebettet im sogenannten Retroperitonealraum die Nieren und Nebennieren.

SCHÜTZENDES »FUTTER«

Die Bauchhöhle wird ausgekleidet vom Bauchfell, einer dünnen, äußerst gut durchbluteten Haut. Sie umhüllt auch die Organe, schützt diese vor Stößen und spielt zudem eine wichtige Rolle bei der Infektabwehr.

Wo das Bauchfett liegt

Im Ober- und Unterbauch lagert sich direkt unter der Haut Bauchfett an. Dieses Unterhautfett oder subkutane Bauchfett können Sie mit den Fingern greifen, wenn Sie den Bauch einziehen. Es ist für viele Betroffene zwar ein optisches Problem, stellt aber keineswegs ein Gesundheitsrisiko dar. Wenn der Bauchumfang in Grenzen bleibt und die Triglyzerid-Werte im Blut niedrig sind (siehe auch Seite 64 f.), ist eine Gewichtsreduktion nicht unbedingt nötig. Ganz anders sieht es beim sogenannten abdominellen oder viszeralen Bauchfett aus. Es liegt unter den Bauchmuskeln auf den Darmschlingen und lagert sich hier an den Bauchorganen an, die einen Großteil der gesamten Stoffwechselarbeit leisten. Das innere Bauchfett ist dabei keineswegs eine überflüssige Erfindung der Natur, sondern dient aus biologischer Sicht als Energiespeicher – allerdings mit schier unbegrenztem Fassungsvermögen. Das viszerale (deutsch: die Eingeweide betreffende) Fettgewebe kann daher jede Menge überschüssiger Kalorien aufnehmen, die in große Fettzellen, sogenannte Adipozyten, umgewandelt werden. Diese sind im Vergleich zu den Fettzellen im Unterhautfett metabolisch, also hinsichtlich ihrer Stoffwechselaktivität wesentlich aktiver.

Das viszerale Bauchfett lässt sich im Gegensatz zum Unterhautfett, das sich auch durch kosmetische Operationen (sogenannte Liposuktion) entfernen lässt, nur durch eine Gewichtsabnahme zum Schmelzen bringen.

NEUE DEPOTS

Sind alle Fettzellen im Bauch prall gefüllt und werden die Depots nicht wieder abgebaut, wird neues Fett aus der Nahrung auch in der Leber oder in den Muskeln gelagert. Dadurch wächst der Appetit häufig nochmals, das Sättigungsgefühl geht verloren.

BIRNE ODER APFEL?

An welchen Stellen unser Körper besonders gern Fett speichert und dementsprechend zulegt, ist von Mensch zu Mensch unterschiedlich und zu einem nicht unerheblichen Teil genetisch bedingt. Grundsätzlich unterscheiden Mediziner zwischen Birnen- und Apfeltypen beziehungsweise dem gynoiden oder dem androiden Typ. Ersterem lassen sich vor allem Frauen zuordnen, die sich über kräftige Oberschenkel und einen dickeren Po ärgern, dabei aber eine schmale Taille haben. Doch sie dürfen sich über eine gute Nachricht freuen: Selbst bei stärkeren Fettansammlungen an Beinen und Po ist das Risiko gering, an Gefäßerkrankungen oder Stoffwechselstörungen zu erkranken. Der androide Typ hingegen kann durchaus schlanke Beine und einen schmalen Po haben. Dafür ragt bei ihm der Bauch deutlich über den Gürtel hinaus.
Von dieser Fettverteilung sind vor allem Männer betroffen. Doch auch Frauen können bei einer entsprechenden Veranlagung und einem ungünstigen Ernährungs- und Lebensstil zu der gesundheitlich riskanten Apfelform neigen.

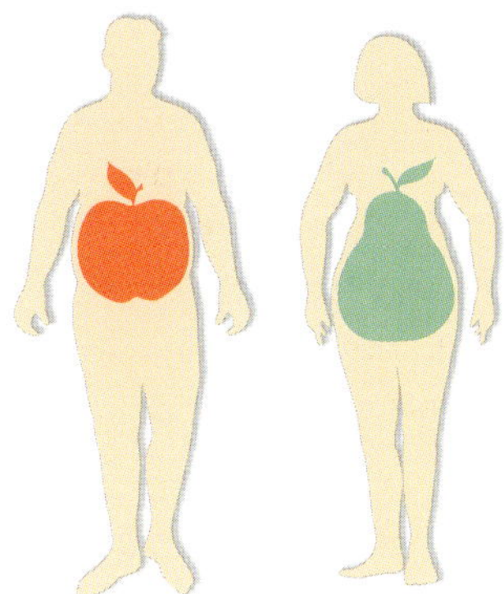

Der Hormonstoffwechsel im Bauch

Der Begriff Stoffwechsel (Metabolismus) bezeichnet in der Medizin ganz allgemein die Aufnahme, den Transport und die chemische Umwandlung von Stoffen im Körper – beispielsweise von Atemluft, Wasser oder Nahrung. All diese Vorgänge dienen im besten Fall und solange der Stoffwechsel gut funktioniert der Energiegewinnung und Aufrechterhaltung aller Körperfunktionen. Was viele nicht wissen: Die meisten Stoffwechselvorgänge finden in unserem Bauch statt. Aufgrund dieser erhöhten Stoffwechselaktivität sind die Fettzellen im Bauch (Adipozyten) besonders gefährlich für das Herz-Kreislauf-System und das Immunsystem.

Der Bauch, ein endokrines Organ

Dem Fettgewebe im Bauch kommen verschiedene Aufgaben zu: Es steuert die Homöostase (Selbstregulation), die Koordination des Fett- und Zuckerstoffwechsels sowie die Reaktionen des Immunsystems. Mediziner betrachten das innere Bauchfett deshalb als größtes endokrines Organ im Körper. Das endokrine System im Körper umfasst die Gesamtheit all unserer hormonbildenden Drüsen und Organe. Damit die Botenstoffe (Hormone) ihre Wirkung positiv entfalten können, muss immer eine genau angepasste Menge davon im Blut vorhanden sein. Obwohl die erforderlichen Konzentrationen in der Regel äußerst gering sind, können schon kleinste Abweichungen auf lange Sicht weit reichende Folgen für unsere Gesundheit und unser Wohlbefinden haben.

ENDOKRIN UND PARAKRIN

Während endokrine Drüsen wie Schild- und Nebenschilddrüse, Hoden und Eierstöcke ihre Hormone in den Blutkreislauf abgeben, wirkt beim Fettgewebe im Bauch die Mehrzahl der Zellverbände, die Hormone produzieren, unmittelbar auf ihre Nachbarzellen (die Medizin nennt diese Wirkungsfolge parakrin).

Insulin – der Schlüssel im Blutzuckerstoffwechsel

Bestimmte Nährstoffe erhalten nur mithilfe des in der Bauchspeicheldrüse hergestellten Botenstoffs Insulin Einlass in die Körperzellen, wo sie zu Energie umgewandelt werden. Nach jeder Mahlzeit steigt der Blutzuckerspiegel an, weil Zuckermoleküle aus dem Darm in die Blutbahn gelangen. Das Insulin bewirkt, dass die Körperzellen den Zucker aus dem

Blut aufnehmen. Es steigert den Zuckeraufbau in der Leber, verhindert die Freisetzung von Zucker im Körper und senkt so den Blutzuckerspiegel wieder ab.
Sein Gegenspieler, das Hormon Glukagon, verursacht den gegenteiligen Effekt: Es stimuliert die Leberzelle, gespeicherte Glykogen-(Zucker-)Vorräte freizusetzen, und erhöht so einen zu niedrigen Blutzuckerspiegel. Wird der Blutzuckerspiegel durch beide Hormone so konstant gehalten, dass wir ständig ausreichend mit Energie versorgt sind, herrschen ideale Zustände.
Sorgen wir hingegen durch ungünstige Ernährungsgewohnheiten und wenig Bewegung für ein ständiges Zuviel an Energie, kann das Insulin auf Dauer seine Wirkung verlieren. Denn das Bauchfett gibt unter anderem große Mengen an schädlichen Fettsäuren (Triglyzeriden) ins Blut ab. Diese gelangen in die Muskeln und in die Leber und werden dort gespeichert. Auf diese Weise wird die Fähigkeit von Muskulatur und Leber eingeschränkt, Blutzucker aufzunehmen. Weil dieser in der Blutbahn bleibt, meint der Körper, es herrsche ein Insulinmangel. Aus den Beta-Zellen der Bauchspeicheldrüse wird noch mehr Insulin freigesetzt. Es kommt zur sogenannten Hyperinsulinämie, also einer ständig erhöhten Insulinausschüttung. Und das hat Folgen: Mit der Zeit stumpfen die Körperzellen gegenüber dem ständigen Überschuss an Insulin ab. Die Beta-Zellen erschöpfen sich und die Bauchspeicheldrüse ist irgendwann nicht mehr in der Lage, Insulin zu produzieren. Eine Diabetes-Erkrankung manifestiert sich.

INSULINRESISTENZ DURCH BAUCHFETT

Nach neueren Befunden sind Entzündungsmediatoren aus dem Fettgewebe Mitursache dafür, dass die Empfindlichkeit der Insulinrezeptoren in den Muskel- und Leberzellen herabgesetzt wird. Auf Dauer stumpfen diese ab – die Basis für die Insulinresistenz wird gelegt. Zugleich gibt es Hinweise, dass ein Überangebot von Entzündungsmediatoren im Blut sogar den völligen Untergang von Insulin produzierenden Beta-Zellen beschleunigt.

ERHÖHTES GESUNDHEITSRISIKO

Bei Männern mittleren Alters ist das Risiko für Bluthochdruck selbst bei nur mäßig erhöhtem Bauchumfang bereits zweimal so hoch wie normalerweise, das Risiko für Diabetes mellitus Typ 2 sogar dreimal so hoch.

Wenn das hormonelle Gleichgewicht gestört ist

Wer zu viel Bauchfett mit sich herumträgt, muss früher oder später damit rechnen, dass der Hormonstoffwechsel in seinem Bauch durcheinandergerät. Ein Wohlstandsbauch bringt allerdings nicht nur den Insulinstoffwechsel aus dem Lot. Das Fettgewebe im Bauch stellt darüber hinaus eine Vielzahl an Hormonen her, die den Stoffwechsel, die Gefäße und das Immunsystem des Körpers empfindlich stören können. Deshalb wird es auch als metabolisch aktiv bezeichnet. Zu den im Bauchfett produzierten Hormonen gehören eine ganze Reihe sogenannter proinflammatorischer, also krankhafte Entzündungen fördernder und diese unterhaltender Botenstoffen.

Zunahme an LDL-Partikeln im Blut

Die Fettzellen im Bauch geben vermehrt atherogene Fettsäuren ins Blut ab und erhöhen die Konzentration gefäßschädigender kleiner, dichter LDL-Partikel. Mithilfe der Low-Density-Lipoproteine (LDL) wird etwa 70 Prozent des Gesamtcholesterins im Blut transportiert. Die LDL-Partikel treiben das Plaqueswachstum in den Arterien voran und fördern so die Entstehung von Arteriosklerose, weshalb LDL umgangssprachlich auch als schlechtes Cholesterin bezeichnet wird. Es stellt damit einen wichtigen – wenn nicht den wichtigsten – Wert zur Erkennung eines erhöhten Koronarrisikos dar (siehe auch Seite 63 f.).

WICHTIG
Der normale Blutzuckerspiegel liegt zwischen 70 und 100 mg/100 ml Blut.

Steigender HbA1c-Wert

Mit dem Bauchfett steigt der HbA1c-Wert. Dieser ist ein wichtiger Indikator für das metabolische Syndrom beziehungsweise eine Diabetes-Erkrankung. Denn anhand des HbA1c-Wertes kann ein Arzt den durchschnittlichen Blutzuckerspiegel der letzten drei Monate vor Abgabe der Blutprobe ablesen (er gilt deshalb als »Blutzuckergedächtnis«).

Verminderte Adiponectin-Produktion

Adiponectin, das im Bauchfett hergestellt wird, ist im Normalfall ein hervorragender Stoffwechselhelfer. Es hält nicht nur den Blut-

zucker- und Fettstoffwechsel unter Kontrolle, sondern steuert auch den Appetit und das Sättigungsgefühl. Bei einem ausgewogenen Adiponectinspiegel haben Heißhungerattacken und daraus folgende »Kalorienorgien« keine Chance. Nicht zuletzt bremst Adiponectin Entzündungsherde in den Blutgefäßen aus.
Je mehr Fett sich allerdings in der Leber und in der Muskulatur anlagert, desto stärker ist die Insulinresistenz und desto weniger Adiponectin stellen die Bauchfettzellen her. Sinken die Adiponectin-Reserven, verflüchtigt sich die Schutzwirkung des Hormons sogar ganz – Zucker- und Fettstoffwechsel laufen aus dem Ruder, im Körper machen sich Entzündungsherde breit. Und der Appetit gerät außer Kontrolle.

Anstieg von Angiotensinogen und Fibrinogen

Das Bauchfett produziert auch den Botenstoff Angiotensinogen. Ist zu viel von diesem Hormon vorhanden, schnellt der Blutdruck nach oben. Zugleich wird die Blutgerinnung durch andere im Bauchfett und in der Leber hergestellte Signalstoffe wie Fibrinogen gestört. Die Folgen: Bluteindickung und vermehrte Klebrigkeit der Blutzellen. Der Körper kann Blutgerinnsel schlechter wieder auflösen. Ein Prozess, der übrigens auch durch die Über-

ERFOLGSTIPP

Bei übermäßigem Bauchfett und ständigem Heißhunger empfiehlt es sich, den Adiponectinspiegel im Blut überprüfen zu lassen. Er sollte möglichst über 12 µg/ml liegen, um das Risiko für entzündlichen Gefäßverschleiß, Herzinfarkt, Schlaganfall und Diabetes mellitus gering zu halten. Ein niedriger Adiponectin-Spiegel im Blut signalisiert auch bei Kindern und Jugendlichen, dass der Stoffwechsel gestört ist.
Die Messung von Adiponectin ist allerdings keine Kassenleistung; Sie müssen die Kosten aus eigener Tasche begleichen. Erkundigen Sie sich bei einem Facharzt (Endokrinologe) danach. Ist der Adiponectinspiegel zu niedrig, hilft nur eine umgehende Gewichtsreduktion, um ihn wieder ins Gleichgewicht zu bringen.

produktion eines weiteren Risikofaktors mitverursacht wird: dem sogenannten Plasminogen-Aktivator-Inhibitor-1 (PAI-1).
Bei Menschen, die zu viel Bauchfett mit sich herumtragen, kommt es deshalb weitaus häufiger zu gefährlichen Verstopfungen der Blutgefäße, die sich noch dazu schlechter auflösen. Platzen die instabilen entzündlichen Gefäßablagerungen (Plaques) auf, kann dies ganz plötzlich einen Herzinfarkt oder Schlaganfall nach sich ziehen. Aber auch das Risiko an Thrombosen oder Embolien zu erkranken steigt, was nicht zuletzt ein erhöhtes Risiko bei Operationen und Narkosen darstellt.

Ansteigende Leptin-Konzentration

Das Hormon Leptin wird ebenfalls in den Fettzellen gebildet. Es informiert das Zentralnervensystem darüber, wann wir satt sind. Obwohl bei Übergewichtigen die Leptinkonzentration im Blut besonders hoch ist, nehmen Hypothalamus und limbisches System (also unser Unterbewusstsein) dieses Sättigungssinal mit der Zeit nicht mehr wahr. Die fatale Folge: Die Betroffenen essen immer mehr und werden dennoch nie richtig satt. Sie nehmen weiter zu und der Leptinspiegel steigt noch mehr an – ein Teufelskreis beginnt.

MEHR SEROTONIN

Um Serotonin zu bilden, braucht der Körper die Aminosäure Tryptophan. Der Eiweißstoff ist vor allem in fettarmer Milch und Milchprodukten, in magerem Fleisch, Geflügel und Fisch enthalten.

Mangel an Serotonin

Doch ein Zuviel an Bauchfettgewebe sorgt nicht nur für eine teilweise überschießende Hormonproduktion. Es bremst an anderer Stelle auch wertvolle Stoffwechselhelfer aus. Massiv beeinträchtigt wird dabei beispielsweise die Aktivierung des »Gute-Laune-Hormons« Serotonin im Gehirn. Und das macht sich in Stimmungsschwankungen, Depressionen, Erschöpfung, Müdigkeit und Schlafstörungen bemerkbar.
Auch Stresshormone werden nicht mehr abgebaut; sie bilden zellschädigende freie Radikale, die das Immunsystem negativ beeinträchtigen (siehe auch Kasten Seite 69). Als wäre das noch nicht genug, steigert der Serotoninmangel auch noch den Appetit und provoziert regelrechte Heißhungerattacken, wodurch wir noch mehr essen als nötig.

Doch Sie haben es selbst in der Hand, etwas dagegen zu tun: In vielen Fällen hilft schon ein moderates Ausdauertraining in Form regelmäßiger Spaziergänge im Freien, um den Serotoninspiegel anzuheben – zum Beispiel in der Mittagspause. Denn der wichtige Stoffwechselhelfer wird unter Lichteinfluss gebildet.

Mangel an Sexual- und Wachstumshormonen

Parallel zur Vermehrung des Bauchfetts sinkt der Bestand des Hormons Testosteron. Und das wirkt sich nicht nur auf die Sexualität aus, sondern begünstigt auch einen Insulinüberschuss (Hyperinsulinämie), eine langsamere Kalorienverbrennung und so wiederum eine verstärkte Speicherung von Bauchfett.

Übermäßiges Bauchfett bewirkt aber auch, dass weniger Wachstumshormon und der insulinähnliche Wachstumsfaktor (IGF-1) gebildet werden. Diese und andere Hormonveränderungen, wie beispielsweise ein Mangel an weiblichen Geschlechtshormonen (Östradiol, Progesteron), verstärken die lästige Fettansammlung in der Bauchregion zusätzlich.

Ein ausgeprägter Hormonmangel oder ein gestörtes Hormongleichgewicht stellen im Körper also die Stellschrauben auf Bauchfettspeicherung – ein Teufelskreis. Oft hilft nur ein entsprechender Hormonausgleich, das überschüssige Bauchfett wieder los zu werden. Lassen Sie sich dazu von einem Arzt beraten.

INTERLEUKIN 6

Der im Bauchfett gebildete Botenstoff Interleukin 6 ist hoch entzündungsfördernd und kann dadurch die Innenwände der Blutgefäße schädigen. Hohe Entzündungswerte sorgen außerdem dafür, dass wir uns häufig erschöpft fühlen und schlechte Laune haben.

Dick, dicker, am dicksten

So viel zum unsichtbaren, aber gefährlichen Innenleben des Bauchfetts. Das Hauptproblem ist offensichtlich: Zu viel Bauchfett sorgt aufgrund des gestörten Hormongleichgewichts dafür, dass sich rund um die Taille noch mehr Fett anlagert. Ist ein Bauch erst einmal vorhanden, wird er dadurch dicker und dicker. Gegensteuern lässt sich diesem Teufelskreis nur, indem Sie abnehmen und den Bauchumfang auf ein gesundes Maß herunterschrumpfen (siehe auch Seite 47). Wenn es gelingt, das Bauchfett langsam, aber sicher zu reduzieren, können sich die hormonellen und entzündungsspezifischen Blutwerte wieder normalisieren. Und Sie bleiben auf Dauer schlank.

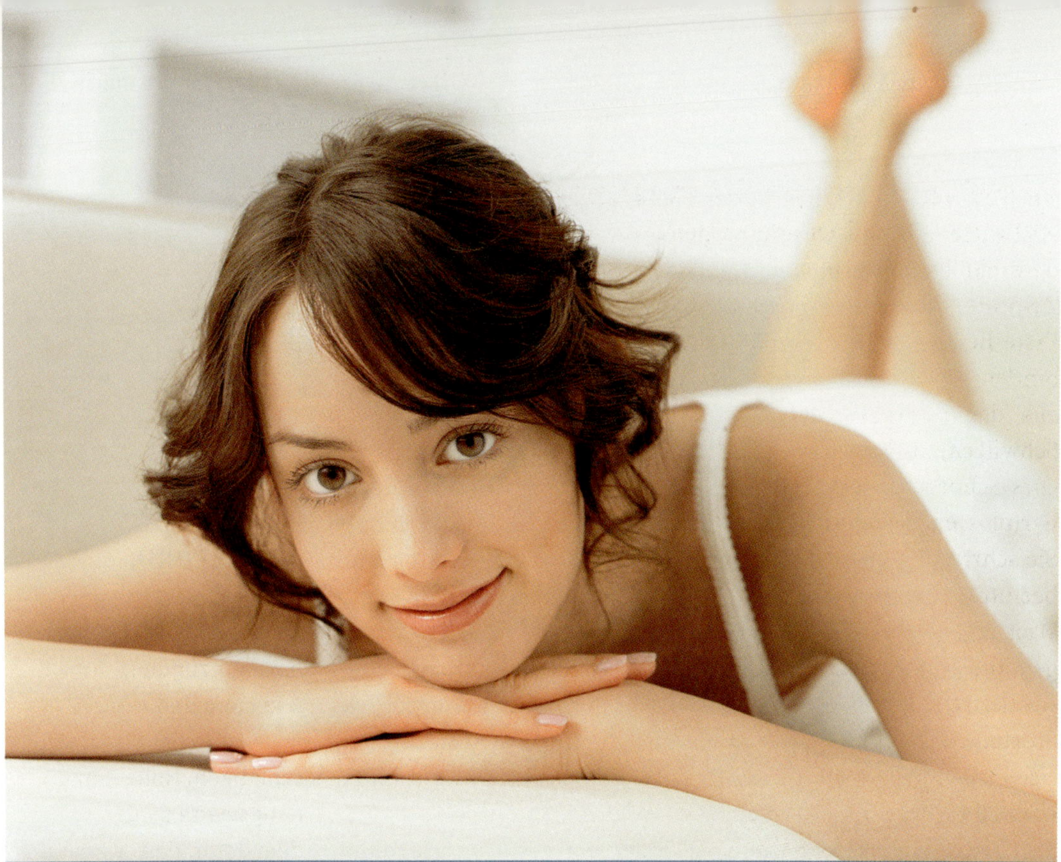

Warum Bauchfett krank macht

Lange Zeit galt der Body-Mass-Index (BMI) als unfehlbare Richtlinie, um mögliche Gesundheitsrisiken durch Übergewicht rechtzeitig zu erkennen. Heute wissen wir jedoch, dass ein hoher BMI als Risikofaktor allein nicht aussagekräftig genug ist – vor allem was den Anteil an viszeralem Fett und Muskelmasse im Körper anbelangt. Stattdessen wird intensiv untersucht, welcher Zusammenhang zwischen unserem Bauchumfang, Krankheitsprognosen und tatsächlich auftretenden Beschwerden besteht.

Vom Symptom zur Erkrankung

Nicht jedes Fettpolster am Körper macht krank. Doch insbesondere ein bauchbetontes Übergewicht, das über einen längeren Zeitraum besteht, ist Wegbereiter für zahlreiche Krankheiten. Erste Beschwerden machen sich schon beim Bücken, Schuhezubinden und Treppensteigen bemerkbar: Wir kommen schneller aus der Puste. Hinzu kommt eine verstärkte Neigung zum Schwitzen, zu Kreuz- und Gelenkschmerzen, aber auch nächtliches Schnarchen und ein gestörter Schlaf. Diese zunächst relativ harmlos erscheinenden Symptome verstärken sich mit der Zeit. Sie schränken die Lebensqualität im Alltag immer mehr ein und beeinträchtigen die Funktionen des Immunsystems.

Weit gefährlicher sind jedoch die Begleit- und Folgeerkrankungen, die sich schleichend über Jahre oder Jahrzehnte entwickeln. Mittlerweile konnten eine Reihe chronischer Erkrankungen und Störungen identifiziert werden, die durch Übergewicht, ungünstige Ernährungsgewohnheiten und zu wenig Bewegung ausgelöst oder verschlimmert werden.

Herz-Kreislauf-Erkrankungen

Die Präventivmedizin betrachtet das bauchbetonte Übergewicht (abdominelle Adipositas) heute als eigenständigen Risikofaktor für eine Reihe von Krankheiten. Dabei machten Forscher das innere Bauchfett insbesondere als Auslöser von Herz-Kreislauf-Erkrankungen aus – weltweit die führende Todesursache.

In einer der aufwendigsten Fall-Kontroll-Studien der letzten Jahre, die der Bedeutung der sogenannten kardiovaskulären, also Herz und Gefäße betreffenden Risikofaktoren nachging, wurden im Jahr 2005 über 50 000 Probanden in 52 Ländern untersucht; ein Ärzteteam um den kanadischen Kardiologen Prof. Dr. Salim Yusuf führte die INTERHEART-Studie durch. Sie ermittelte dabei acht Risikofaktoren für die

DER BMI

Der Body-Mass-Index (BMI) gibt das Verhältnis von Körpergewicht zur Körpergröße an und gilt für Jugendliche ab 16 Jahren. Berechnet wird er wie folgt: Körpergewicht geteilt durch Körpergröße in Metern zum Quadrat. Bei einem 1,80 Meter großen Mann mit einem Gewicht von 87 Kilogramm wird zuerst die Körpergröße mit sich selbst multipliziert: 1,80 x 1,80 = 3,24. Dann teilt man das Gewicht durch diesen Wert: 87: 3,24 = 26,85.

Der optimale BMI liegt zwischen 19 und 25. Frauen ab einem BMI von 25, Männer ab einem BMI von 27 gelten als leicht übergewichtig. Ab einem BMI von 30 beginnt die Adipositas.

Entstehung von Fettstoffwechselstörungen (Dyslipidämie), Arterienverkalkung (Arteriosklerose), Herzinfarkt oder Schlaganfall. Diese Faktoren gelten für alle Menschen, unabhängig von Geschlecht, Alter und Ethnie. Es sind:

- pathologische Blutfettwerte (Lipidwerte)
- Rauchen
- Diabetes mellitus
- Hypertonie (Bluthochdruck)
- abdominelle Adipositas (bauchbetontes Übergewicht)
- psychosozialer Stress
- zu wenig Obst und Gemüse auf dem Speiseplan
- zu wenig körperliche Bewegung

Arteriosklerose und Herzinfarkt

Allein die beiden ersten Risikofaktoren – Lipidwerte, wie sie bei einer erhöhten Bauchfettrate vorkommen, und Rauchen – sind für etwa 75 Prozent aller Herzinfarkte verantwortlich. Denn die im Bauchfett freigesetzten Fettsäuren und Entzündungsstoffe begünstigen die Gefäßverkalkung (Arteriosklerose). Diese gilt in der Herz-Kreislauf-Medizin als ein entzündlicher Prozess und als Wurzel vielen Übels: Bei Bluthochdruck, Angina pectoris, Nierenschwäche, Herzinfarkt und Schlaganfall spielen arteriosklerotische Gefäßwandveränderungen eine entscheidende, wenn nicht sogar die tragende Rolle.

Die INTERHEART-Studie stellte deutlich heraus, dass nicht die Masse des Gesamtkörperfettes, wie sie etwa durch den Body-Mass-Index erfasst wird, für die Entwicklung eines Herzinfarkts oder Schlaganfalls wichtig ist. Hauptrisiko ist das viszerale Fett. Als entscheidendes Diagnoseinstrument wird daher bei jedem Herz-Kreislauf-Patienten die Messung des Bauchumfangs empfohlen.

ARTERIOSKLEROSE

Im Verlauf der Krankheit haften an den Innenwänden der Blutgefäße »Fresszellen« an. Sie lagern in zunehmendem Maße Cholesterin, Fett und Kalk ein. In diesen sogenannten Plaques wiederum nisten sich Bakterien ein, die die Entzündung verstärken. In der Folge verlieren die Gefäße an Elastizität und ihr Durchmesser verengt sich. Zwar bemerken Sie in der Anfangsphase davon nichts. Später behindern die Engpässe den Blutfluss jedoch immer mehr. Im Extremfall unterbrechen Sie ihn sogar völlig. Dahinter liegende Gewebe und Organe werden nicht mehr versorgt, wodurch sie in ihren Funktionen beeinträchtigt werden – bis hin zum Totalausfall großer Organbereiche, wie beim Infarkt oder Schlaganfall.

Stoffwechselerkrankungen

Abdominelles Bauchfett bedroht nicht nur die Gesundheit von Herz und Gefäßen. Es beeinträchtigt durch die im Blut kursierenden Entzündungsmediatoren auch die körpereigene Abwehr erheblich. Unser Immunsystem besteht aus einem höchst komplexen Netzwerk von verschiedenen Organen, Zelltypen und Molekülen. Dieses Abwehrsystem wird neben äußeren Einflüssen, wie Krankheitserregern, auch durch Veränderungen im Organismus selbst bedroht, zum Beispiel durch Entzündungen. In der Folge kann das Immunsystem seine Fähigkeit verlieren, auf Erreger oder körpereigene Zellen angemessen zu reagieren.

Je nachdem, worauf die Störung beruht, ist die Immunantwort entweder zu schwach (in manchen Fällen unterbleibt sie sogar ganz) oder es kommt zu einer zu starken, überschießenden Immunreaktion. In diesem Fall greift das Immunsystem selbst körpereigene Gewebe, Organe und andere Strukturen an. Zu den unangenehmen und schmerzhaften Begleit- oder Folgeerkrankungen zählen entzündliche rheumatische Beschwerden, wie Gicht oder Arthrose, aber auch Gallenblasenbeschwerden, eine Fettleber oder Nierensteine – alles Folgen bauchbetonten Übergewichts.

DAS METABOLISCHE SYNDROM

Unter dem Begriff »Metabolisches Syndrom« werden verschiedene krankhafte Stoffwechselveränderungen zusammengefasst. Im Einzelnen sind das vor allem

- abdominelle Adipositas (bauchbetontes Übergewicht),
- Bluthochdruck,
- eine Fettstoffwechselstörung sowie
- Diabetes mellitus

Jeder vierte Erwachsene in der westlichen Welt leidet an diesem Syndrom. Laut den Kriterien der Weltgesundheitsorganisation (WHO) besteht es, wenn folgende Merkmale zutreffen:

- Bauchumfang: › 94 cm bei Männern, › 80 cm bei Frauen
- Blutdruck: › 130/85 mm/Hg
- Nüchtern-Blutzucker: › 7,0 mmol/l
- HDL-Cholsterin: ‹ 40 mg/dl bei Männern, ‹ 45 mg/dl bei Frauen
- LDL-Cholesterin: normal, jedoch kleine dichte Partikel mit erhöhter Atherogenizität
- Triglyzeride › 150 mg/dl

Typ-2-Diabetes

Auch Diabetes ist letztlich das Ergebnis einer ernährungsbedingten Entzündung; und wieder spielt die Fettmasse im Körper eine entscheidende Rolle. Die Wissenschaft war zwar lange davon überzeugt, dass Diabetes mellitus Typ 2, an dem rund 90 Prozent aller Zuckerkranken leiden, Ausdruck eines Defektes der Insulinrezeptoren an den Körperzellen sei. Tatsächlich ist dies jedoch äußerst selten der Fall. Vielmehr sind bei Typ-2-Diabetikern die zahlreichen, vom inneren Bauchfett abgegebenen entzündungsfördernden Substanzen für die Insulinresistenz verantwortlich.
Das Fatale: Ungefähr die Hälfte aller Diabeteskranken weiß nichts von ihrer Krankheit. Wenn Sie bedenken, dass weltweit mehr als 194 Millionen Menschen an Diabetes mellitus leiden, eine erschreckend hohe Zahl. WHO und internationale Diabetes-Vereinigung (IDF) rechnen sogar mit einem Anstieg dieser Zahl bis zum Jahr 2025: auf 333 Millionen – das sind immerhin 6,3 Prozent der erwachsenen Bevölkerung. Experten vermuten die Ursachen dafür im weltweiten Bevölkerungswachstum bei einer gleichzeitig immer älter werdenden Bevölkerung, in der zunehmenden Verstädterung und ungesunden Ernährungsgewohnheiten sowie mangelnder körperlicher Bewegung.
Gehen Sie auf Nummer sicher: Deutliche Hinweise auf eine gestörte Insulinsekretion beziehungsweise Insulinresistenz erhält Ihr Arzt anhand einer Bauchumfangsmessung sowie der Laborermittlung Ihrer Blutfette. Die Überprüfung des Blutzuckerspiegel bei einem Zuckerbelastungstest ist ebenfalls empfehlenswert.

SCHLAFAPNOE

Menschen mit bauchbetontem Übergewicht leiden häufig unter einer sogenannten Schlafapnoe, einem Syndrom, das von lautem Schnarchen begleitet wird. Im Schlaf kommt es zum Kollaps und Verschluss der oberen Atemwege (Rachen-Gaumen-Bereich) mit kurzfristigem Atemstillstand. Danach wacht der Betroffene auf und atmet weiter. Aufgrund der wiederholten Weckreaktion ist der Schlaf gestört und wenig erholsam. Das wirkt sich negativ auf das Wohlbefinden aus. Auf Dauer kann die Schlafapnoe darüber hinaus zu Bluthochdruck, Herzrhythmusstörungen, im schlechtesten Fall sogar zum Schlaganfall führen.

Autoimmunerkrankungen

Sogar zwischen chronischen Entzündungen im Körper, die durch zu viel Bauchfett zustande kommen, und der Entstehung von Krebs gibt es möglicherweise Zusammenhänge. Hierbei entarten die Zellen des Immunsystems und

führen vermutlich zu Krebserkrankungen, die sich vor allem in den Organen des Immunsystems manifestieren und die Abwehr lahmlegen können. »Jede chronische Entzündung kann ein zusätzliches Krebsrisiko bedeuten«, bestätigten Mediziner.
Bei Frauen sagt der Bauchumfang besonders viel über das Krebsrisiko aus. Steigt bei übergewichtigen Männern das relative Krebsrisiko sowohl mit dem BMI als auch mit dem Bauchumfang, so nimmt bei Frauen das Risiko, an Darm-, Bauchspeicheldrüsen-, Gebärmutter-, Nieren oder Brustkrebs zu erkranken, vor allem mit dem Bauchumfang zu.

MEHR LEBENSQUALITÄT
Dass sich eine Gewichtsreduktion positiv auf Leistungsfähigkeit und Lebensqualität auswirkt, ist sogar wissenschaftlich bewiesen. Dr. Ichiro Kawatchi von der Harvard Medical School of Public Health in Boston untersuchte die Folgen einer besseren Figur auf die Psyche bereits im Jahr 1999.

Dicksein fühlt sich nicht gut an

Es kommt vor allem bei Männern gar nicht so selten vor, dass sie sich ihren Bauch schönreden und Studien zitieren, in denen Dicke besser davonkommen als Dünne. Doch ein Bauch ist keine Kleinigkeit. Gerade Männer neigen im Hinblick auf ihre Körpermasse generell zu einem eher unrealistischen Optimismus und sind stolz auf ihre Fülle. So gaben bei einer repräsentativen Befragung durch das Marktforschungsinstitut Ipsos im Auftrag einer privaten Krankenversicherung Anfang Mai 2007 zwei Drittel der befragten Übergewichtigen an, dass sie ihr Gewicht als genau richtig empfänden. Die Fakten jedoch sprechen eine andere Sprache: In den vergangenen Jahrzehnten erschienen etwa 20 Studien, die einen klaren Zusammenhang zwischen Übergewicht und erhöhter Sterberate belegen.
Andere dagegen, meistens Frauen, leiden sehr unter ihrem Gewicht. Wer dick ist, tut sich beim Kleiderkauf schwer und findet im Vergleich zu Normalgewichtigen weniger leicht einen Partner, eine Ausbildungsstelle oder einen Arbeitsplatz. Zudem verdienen Dicke statistisch gesehen weniger Geld und werden weniger respektiert als Dünne – und sie sind häufig die Zielscheibe dummer Witze. Übergewicht hat eben viele Facetten. Das Gesundheitsrisiko ist nur eine davon. Die einzige Maßnahme, die wirklich greift, ist eine langsame und nachhaltige Gewichtsreduktion: Wer seine überschüssigen Fettpolster am Bauch reduziert, wird selbstsicherer und fühlt sich besser.

SYMPTOME WAHRNEHMEN

Nehmen Sie Warnsignale Ihres Körpers, wie Niedergeschlagenheit, Erschöpfung und Antriebslosigkeit, nicht auf die leichte Schulter – vor allem dann, wenn Ihr Bauchumfang erhöht ist. Die gestörte innere Balance kann ein Zeichen dafür sein, dass Ihre Gesundheit bereits angeschlagen ist. Bitten Sie im Zweifelsfall einen Arzt um seine Diagnose.

AUF EINEN BLICK

Welche Laboruntersuchungen sind sinnvoll?

Liegt Ihr Bauchumfang über dem Normalmaß (siehe Seite 47) und möchten Sie Ihren Gesundheitszustand beziehungsweise ein eventuelles Gesundheitsrisiko medizinisch abklären lassen? Dann sollten Sie von Ihrem Arzt über ein Blutbild die folgenden Parameter prüfen lassen. Die Leistung wird von den meisten gesetzlichen Krankenkassen getragen.

Was im Blutbild untersucht wird

- Gesamtcholesterin
- HDL-Cholesterin: wenn zu niedrig → metabolisches Syndrom
- LDL-Cholesterin: wenn erhöht → Gefäßrisiko
- LDL-/HDL-Quotient: wenn erhöht → Gefäßrisiko
- Triglyzeride (Blutfette): wenn erhöht → metabolisches Syndrom
- Nüchtern-Blutzucker, gegebenenfalls auch Blutzucker-Bestimmungen im Rahmen des Zuckerbelastungstests (oraler Glukose-Toleranztest/oGTT): wenn erhöht → Diabetesrisiko
- Sensitives C-reaktives Protein (sCRP): wenn erhöht → Gefäßrisiko
- Mikroalbumin im Urin: wenn erhöht → Nierenschaden, Risiko für die Blutgefäße
- Lipoprotein (a): wenn erhöht → genetisch erhöhtes Gefäßrisiko
- Homocystein: wenn erhöht → Gefäß-, Gehirnerkrankungs- und Osteoporoserisiko
- Adiponectin: wenn zu niedrig → Stoffwechsel- und Gefäßrisiko.
- Insulin nüchtern: wenn erhöht → Diabetesrisiko, metabolisches Syndrom
- Proinsulin: wenn erhöht → Diabetesrisiko, metabolisches Syndrom
- TSH (Überprüfen der Hormone, die an der Schilddrüsenfunktion beteiligt sind):

wenn erhöht → primäre Schilddrüsenunterfunktion, sekundäre Schilddrüsenüberfunktion;
wenn zu niedrig → primäre Schilddrüsenüberfunktion, sekundäre Schilddrüsenunterfunktion

Welche Diagnoseverfahren sinnvoll sind

Insbesondere bei einem familiären Risiko für Herz-Kreislauf- oder Stoffwechselerkrankungen und bei einem gleichzeitig größeren Bauchumfang sollten Sie einige einfache Messverfahren durch Ihren Arzt durchführen lassen. So können Sie relativ schnell sehen, ob Sie auf der sicheren Seite sind. Die folgenden Verfahren weisen auf bestimmte Gesundheitsrisiken hin:

- Blutdruck (systolisch/diastolisch): wenn erhöht → Gefäßrisiko (Herzinfarkt, Schlaganfall, Herzinsuffizienz)
- Bauchumfang: wenn erhöht → Gefäß- und Stoffwechselrisiko (Herzinfarkt, Schlaganfall, Diabetes)
- Intima media (Halsschlagader-Check mit Ultraschall): wenn verdickt → Gefäß- und Stoffwechselrisiko (Herzinfarkt, Schlaganfall, Nierenschaden)
- Belastungs-EKG → Info über Fitness, Blutdruck, Herzfrequenz in Ruhe und nach Belastung
- Bioimpedanzmessung → präzise Information über Muskel- und Fettverteilung (Körperzusammensetzung), Verlaufskontrolle zur Beurteilung der Wirksamkeit von Fitnesstraining und Ernährungsumstellung bezüglich Fettabbau und Muskelaufbau
- Hauptschlagader-Check (Ultraschall) → Früherkennung von Bauchschlagadererweiterung (Aorta), Früherkennung eines Bauchaorten-Aneurysmas (Erweiterung der Hauptschlagader im Bauch)
- Blutdruck-Quotient (Unterarm, Oberschenkel, wenn im Bereich der unteren Körperhälfte zu niedrig (‹ 0,9) → Hinweis auf Gefäßerkrankung

SCHLANK MIT BAUCH: HOHES RISIKO

Dr. Xianglan Zhang von der Universität in Nashville/USA trug gemeinsam mit Kollegen aus Schanghai knapp sechs Jahre lang Daten über dünne Frauen mit viel Bauchfett zusammen. Dazu wurde bei insgesamt 70 000 Chinesinnen die Waist-to-Hip-Ratio (Verhältnis von Taillen- zu Hüftumfang) gemessen und in Bezug zur Sterberate gesetzt. Besonders ungünstig: Frauen mit einem BMI unter 22,5 und einem besonders hohen Bauchfettanteil (WHR über 0,85). Bei den Betroffenen lag die Sterberate um das 2,4-fache höher als bei Frauen mit gleichem BMI und wenig Bauchfett.

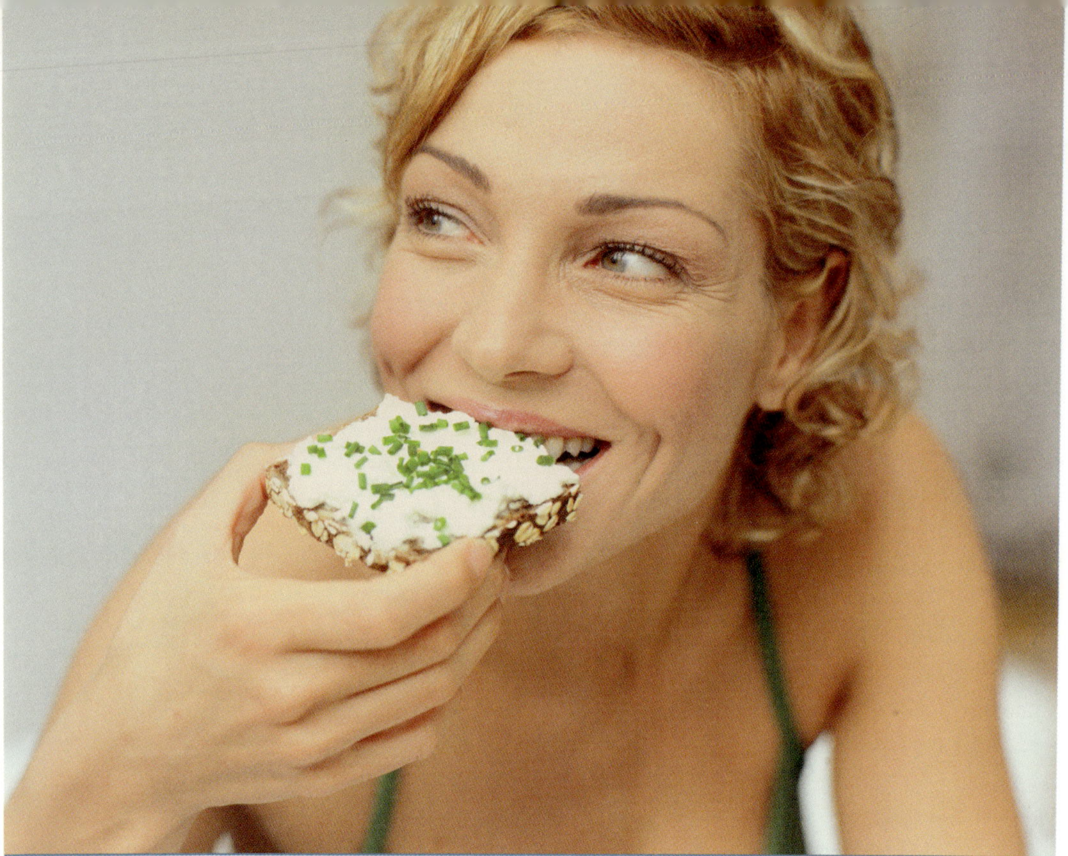

Warum wir dick werden

Zwar betrachten Wissenschaftler immer häufiger psychosoziale Faktoren, wie Stress und emotionale Dauerbelastung im Job oder innerhalb der Familie, als Dickmacher und als Mitverursacher für das metabolische Syndrom. Doch als die Hauptursachen dafür, dass die Deutschen immer dicker werden, gelten nach wie vor drei Dinge: ein enormes Überangebot an kalorienreichen Nahrungsmitteln, zahlreiche ungünstige Essgewohnheiten und ein äußerst bewegungsarmer Alltag.

Dabei war es bis vor sechzig Jahren noch kein Problem, richtig zu essen und zu trinken und gleichzeitig ein vernünftiges Gewicht zu halten. Heute jedoch stellt eine gesunde, ausgewogene Ernährung, die nicht dick macht, eine echte Herausforderung dar, die die meisten von uns schlichtweg überfordert. Fakt ist, dass die Menschen heute nicht nur mehr essen als früher, sondern gleichzeitig auch mehr Fett, dafür aber weniger Vitamine und Mineralstoffe zu sich nehmen. Die große Fresswelle, die auf die mageren Nachkriegsjahre folgte, hält bis heute an.

Dabei hat sich an unserer genetischen Ausstattung, also daran, wie unser Stoffwechsel funktioniert und was er wirklich braucht, um gut zu funktionieren, in den letzten beiden Menschheitsgenerationen nichts geändert. Um gesund und leistungsfähig zu bleiben, ist eine Ernährung mit lebensnotwendigen Substanzen wie Vitaminen, Mineralien und Spurenelementen sowie Eiweiß, Kohlenhydraten und »guten« Fetten notwendig. Diese Nahrungsbestandteile ermöglichen einen normalen Stoffwechsel. Stimmt die Balance zwischen den einzelnen Nährstoffen nicht – wie es bei minderwertigen, dafür aber oft günstigen Lebensmitteln und einer unausgewogenen Ernährung der Fall ist –, kann auch der vitalste Stoffwechsel nicht mehr reibungslos arbeiten.

VERÄNDERTE ESSGEWOHNHEITEN

Nach Daten des britischen National-Food-Survey-Registers lag der Anteil an »guten« Kohlenhydraten in der Nahrung im Jahr 1950 noch über 50 Prozent. 1990 waren es gerade noch 45 Prozent. In der gleichen Zeit stieg der Fettanteil von durchschnittlich 35 auf über 40 Prozent.

Weshalb richtig essen so schwer ist

Heute nimmt jeder Deutsche im Durchschnitt Tag für Tag mehrere 100 Kilokalorien (kcal) zu viel zu sich. Und das sorgt für eine anhaltend positive Energiebilanz, die sich früher oder später auch am Bauch bemerkbar macht. Das Kalorienplus wird dabei oft gar nicht richtig wahrgenommen: In unseren Lebensmitteln sind viele Fette und leere Kohlenhydrate »versteckt«– zum Beispiel in Fleisch- und Wurstwaren, in Milch- und Weißmehlprodukten, in Süßigkeiten, Limonaden und Alkohol. Aus diesem Grund hat sich in den letzten Jahrzehnten die Zusammensetzung der Speisen, die Tag für Tag auf den Teller kommeen, radikal verändert: Der Anteil an Fett – insbesondere an ungesunden gesättigten Fettsäuren – stieg, während im gleichen Zeitraum der Anteil an komplexen Kohlenhydraten (zm Beispiel aus Vollkorn) sank.

DIÄTEN MACHEN DICK

Weil Sie bei einer Diät nicht lernen, sich ausgewogen zu ernähren, ist der Gewichtsverlust immer nur von kurzer Dauer. Sobald Sie wieder »normal« essen, klettert auch das Gewicht wieder nach oben. Das Schlimmste: Weil der Körper während der Diät seinen Grundumsatz nach unten geschraubt hat, schlagen die Kalorien jetzt doppelt zu Buche – und Sie wiegen bald sogar noch mehr als vor der Cash-Kur.

Quantität vor Qualität

Wir essen aber auch tatsächlich mehr als früher: Die Portionsgrößen im Restaurant, in der Kantine und im Lebensmittelhandel haben zugenommen. Und das hat Folgen: Eine US-Studie zeigte, dass Teilnehmer mit großen Essportionen auch mehr aßen als diejenigen, denen nur kleine Portionen vorgesetzt wurden.
Hinzu kommt die allgegenwärtige Verführung durch immer neue Kreationen der Lebensmittelindustrie. Sie sorgen dafür, dass sich mit dem Konsum von Lebensmitteln richtig viel Geld verdienen lässt. Gab es in den fünfziger Jahren in Deutschland noch etwa 1400 verschiedene Lebensmittel zu kaufen, sind es heute über 9000. Essen dient längst nicht mehr ausschließlich dazu, satt zu werden. Es ist ein wahrer Lifestyle-Faktor. Verpackung, Werbebotschaft und Preis müssen stimmen, um den Konsumenten zum

VON GEHEIMEN DICKMACHERN UND SCHLECHTEN ANGEWOHNHEITEN

- Der Geschmacksverstärker Glutamat im Essen verhindert das Sättigungsgefühl.
- Farb- und Geruchsstoffe in manchen Fertiggerichten lassen das Essen appetitlicher erscheinen und machen Lust auf mehr.
- Die meisten Fastfoodmahlzeiten sind zu üppig portioniert, haben einen zu hohen Fett-, Salz- und Zuckergehalt und werden zu schnell verzehrt, sodass sie nicht ausreichend sättigen.
- Essen als Übersprungs- oder als Ersatzhandlung: Bei Frust, Langeweile und Stress dient Essen als sogenannte Übersprungshandlung, also eine nicht situationsgerechte Handlung. Manchmal dient Essen auch als schnell verfügbarer Ersatz für emotionale und persönliche Zuwendung.
- Nebenbei essen macht dick; machen Sie Schluss mit dem Essen vor dem Fernseher oder im Kino, mit dem Lesen beim Essen, dem Frühstück im Auto auf dem Weg zur Arbeit oder dem Essen auf dem Parkplatz neben dem Drive-in-Schalter der nächsten Fastfood-Kette. Nehmen Sie sich die Zeit zu genießen.

Kauf und zum Verzehr zu bewegen. Welche Substanzen sich hinter der hübschen Verpackung verbergen, scheint dabei zweitrangig.
So herrscht in Supermärkten und Discountern ein Überangebot an billigen Nahrungsmitteln (zu teilweise stolzen Preisen). Die meisten davon sind industriell bearbeitet und mit Konservierungsstoffen und Chemikalien versetzt, um sie möglichst lange haltbar zu machen. Schließlich lassen sich die Produkte nur so über weite Strecken transportieren. Zum gleichen Zweck wird Obst und Gemüse massenweise unreif geerntet. In riesigen Lagerhallen reift es dann an Ort und Stelle nach. Dass dabei das Gros der wertvollen Inhaltsstoffe, wie Vitamine und Mineralien, auf der Strecke bleibt, scheint unwichtig.

Dickmacher Alkohol

Bier, Wein und Longdrinks sind neben raffiniertem Zucker, weißem Mehl und Fett die Dickmacher schlechthin. Mit sieben Kilokalorien pro Gramm hat Alkohol schließlich fast den gleichen Energiegehalt wie Fett (1 g Fett = 9,3 Kilokalorien).
Die Stiftung Warentest hat ermittelt, dass der Alkoholkonsum bei Erwachsenen in Deutschland zwischen drei bis sechs Prozent der täglichen Kalorienaufnahme ausmacht. Damit tragen die Genussmittel ganz erheblich zu einer positiven Energiebilanz bei. Wer also zwei Flaschen Bier oder eine halbe Flasche Wein am Tag trinkt, hat kaum eine Chance, erfolgreich abzunehmen. Außerdem fallen weitere Schranken viel schneller. Der Griff nach dem zweiten Glas fällt leichter und das Verlangen nach Chips, Erdnüssen oder Schokolade wächst. Im schlimmsten Fall nehmen Sie so an einem Abend locker 500 bis 1000 zusätzliche Kalorien zu sich. Dazu kommt noch, dass Alkohol die Insulinproduktion stimuliert und den Fettabbau unterdrückt. Dadurch wird die Fettverbrennung während der nächtlichen Fastenphase lahmgelegt.

WICHTIG

Alkoholkonsum und Fettaufnahme stehen sich in nichts nach: 15 Gramm Alkohol wirken wie 10 g Fett. Außerdem steigert regelmäßiger Alkoholkonsum den Triglyzeridspiegel im Blut und erhöht das Risiko, an einer Fettstoffwechselstörung zu erkranken.

Null Bewegung, null Fatburning

Verdienten sich noch vor hundert Jahren die meisten Menschen ihr tägliches Brot mit körperlich anspruchsvollen Tätigkeiten, übernehmen heute vorwiegend Maschinen den aktiven Part in der Produktherstellung. Der moderne Mensch hingegen ist im beruflichen Alltag nicht selten zu körperlicher Untätigkeit verdammt. Dabei sind wir von unserer Physiologie und Biologie her immer noch Steinzeitmenschen: Unser Stoffwechsel und unser Immunsystem laufen nur rund, wenn wir uns jeden Tag ausreichend Bewegung verschaffen. Wer den Tag hauptsächlich im Sitzen und im Stehen verbringt, legt sich selbst lahm. Die Muskulatur schwindet, der Stoffwechsel wird träge, die Zellen werden mit weniger Sauerstoff versorgt, Abbaustoffe verweilen länger im Körper. In Sachen Übergewicht gilt jedoch: Der Organismus speichert jede Kalorie, die er nicht verbrennt, in Form von Fett. Ein dicker Bauch ist da vorprogrammiert.

Wie der Vater, so der Sohn?

Wie schnell wir Fett ansetzen und ob dieses eher an den Oberschenkeln oder am Bauch landet, liegt auch am persönlichen Genpool: Körperbau, Fettverteilung und Stoffwechselaktivität werden vererbt. Aus diesem Grund haben übergewichtige Eltern

ERFOLGSTIPP

Appetit oder Hunger muss keineswegs nur Verlangen nach Nahrung sein. Er kann auch Sehnsucht nach Liebe, nach Geborgenheit, nach Anerkennung durch andere und nach Selbstbestätigung sein. Unzählige Menschen werden dick oder stoffwechselkrank, weil sie unbewusst versuchen, diese seelischen Bedürfnisse durch Essen, Trinken oder Rauchen zu stillen. In diesem Fall ist es hilfreich, ein bis zwei Wochen ein Esstagebuch zu führen. Tragen Sie darin alles ein, was Sie tagsüber zu sich nehmen – auch das Stückchen Schokolade im Büro, den Keks zum Kaffee oder das Glas Wein vor dem Fernseher. Notieren Sie außerdem, wie Sie sich vor und nach dem Essen bzw. Trinken gefühlt haben, ebenso ob Sie allein waren oder in Gesellschaft und was Sie nebenbei gemacht haben. Wenn Sie es schwarz auf weiß haben, können Sie die Situationen, in denen Sie essen, viel besser beurteilen – und dann neue Wege einschlagen.

oft auch dicke Kinder, schlanke Väter und Mütter dagegen in aller Regel auch schlanke Sprösslinge. Trotzdem ist ein Bauch kein unausweichliches Schicksal. Ob Sie leichter zunehmen als andere, mag genetisch bedingt sein, was und wie Sie essen, entscheiden Sie ganz allein. Ganze 50 Prozent des Übergewichts sind ernährungsbedingt, ein weiteres Drittel geht zu Lasten unzureichender Bewegung. Nur der kleine Rest ist erblich bedingt.
Übergewicht ist also immer das Ergebnis verschiedener Faktoren. Wer jedoch eine genetische Veranlagung zum Bauch in sich trägt und durch falsches Essverhalten zu einem Kalorienplus beiträgt, wird eher dick als Menschen ohne Vorbelastung.

Dicke Kinder

Weitaus mehr als die Gene scheint das elterliche Vorbild auf die Kinder abzufärben. Besonders bei kleineren Kindern sind die Eltern entscheidend am Aussehen und am Körpergewicht beteiligt. Wenn die Kinder älter werden, kommen nach Angaben der WHO noch Schule und Werbung als prägende Faktoren hinzu. Diese sogenannten sozio-psychologischen Faktoren spielen eine tragende Rolle beim Ernährungsstil. Nur so lässt sich erklären, warum in den letzten Jahren die Zahl übergewichtiger Kinder so angestiegen ist: Eine große US-Erhebung der National Health and Nutrician Examination Survey zeigte, dass zwischen 1988 und 2004 die Bauchfettmenge bei zwei- bis fünfjährigen Jungen um 84 Prozent, bei 18- bis 19-jährigen Mädchen sogar um 126 Prozent zugenommen hat. In Deutschland gab es im Jahr 2006 bereits eine Million adipöse Kinder – Tendenz steigend.
Hier stehen Eltern in der Verantwortung, denn Kinder lernen von ihren Müttern und Vätern, wie sie sich gesund und ausgewogen ernähren. Essgewohnheiten und -kultur einer Familie prägen von den ersten Lebensjahren an das Essverhalten – und das hält sich oft bis ins Erwachsenenalter. Deshalb ist ganz entscheidend, was für Kinder auf den Tisch kommt. Auch ob jeder schnell im Vorbeigehen isst oder ob sich alle gemeinsam an den Tisch setzen, prägt. Wer früh lernt, das Richtige zu essen, kann später Übergewicht und ernährungsbedingte Krankheiten vermeiden.

DICKE FREUNDE MACHEN AUCH DICK

Wer dicke Freunde oder einen dicken Partner hat, nimmt selbst leichter zu – so das Ergebnis einer Studie an der Harvard Medical School. Die Wahrscheinlichkeit an Gewicht zuzulegen steigt um satte 57 Prozent, sobald eine enge Bezugsperson einen Bauch vor sich her trägt. Bei dicken Geschwistern liegt das Risiko bei 40 Prozent, bei Ehepaaren um 37 Prozent. Das Interessante: Freunde nehmen nicht nur bei gemeinsamen Chipsorgien zu, sondern schon dadurch, dass sie ihre Vorstellungen von einer guten Figur denjenigen nahestehender Menschen anpassen.

Noch mehr Bauch durch Stress

Stress entsteht durch verschiedene psychosoziale Faktoren: ein anstrengender Beruf, andauernde Sorgen, Unsicherheit, aber auch Über- oder Unterforderung in der Familie beziehungsweise am Arbeitsplatz. So zeigte eine aktuelle Studie der London Medical School, dass eine stete emotionale Belastung den Umstand begünstigt, dass Menschen um die Körpermitte herum zulegen. Ein Team um Studienleiter Eric J. Brunner beobachtete dazu über 19 Jahre mehr als 10 000 Männer und Frauen im Alter zwischen 35 und 55. Das Ergebnis: Wer gestresst ist, hat eine um 60 Prozent höhere Wahrscheinlichkeit, Fett am Bauch anzusetzen.

Der Grund: Wer permanent unter Druck steht, hat entweder kaum Zeit vernünftig zu essen oder entwickelt verheerende Essgewohnheiten. Denn unter Stress wächst der Appetit auf Süßes und Fettes, das kurzfristig zufrieden stellt, weil der Zuckergehalt im Blut erst einmal steigt. Weil er aber ebenso rasant wieder fällt, machen diese Nahrungsmittel auf Dauer eher hungrig als satt. Zudem sorgen körpereigene Stresshormone wie Kortisol dafür, dass die Körperwahrnehmung beim Essen gestört ist. Es stellt sich kein natürliches Gefühl der Sättigung und Entspannung ein, was wiederum zum Überessen führt. Zu guter Letzt kommt hinzu, dass das Nahrungsfett bei Stress im Körper anders verwertet wird und gerade die Fettdepots im Bauch hartnäckig ver-

ANTI-STRESS-STRATEGIEN

Das hilft gegen Stress: ein besseres Zeitmanagement, regelmäßig angewandte Entspannungsmethoden wie autogenes Training oder Yoga und kleine Pausen zwischendurch. Was dagegen gar nicht hilft, sind Süßigkeiten. Besser: eine Hand voll Nüsse, ein magerer Joghurt oder eine Banane. Sie versorgen den Körper mit Eiweiß und Anti-Stress-Energie (Eiweiß, Vitamin B und Magnesium).

DIABETES-RISIKO DURCH BURNOUT

Nicht nur Übergewicht und Rauchen bereiten den Weg für Diabetes. Offenbar zählt auch ein Burnout, zu Deutsch eine berufsbezogene oder auch familiäre chronische Erschöpfung, zu den Risikofaktoren. Wissenschaftler der Universität von Tel Aviv veröffentlichten 2006 eine Untersuchung, die zeigte, dass das Risiko für Diabetes bei Burnout-Opfern beinahe doppelt so hoch ist wie bei gutem Stressmanagement. Damit kommt Dauerstress eine ähnliche Bedeutung zu wie anderen Risikofaktoren (etwa Übergewicht, Rauchen und wenig Bewegung), so der Leiter der Studie, Samuel Melamed.

HORMONELLE URSACHEN FÜR BAUCHFETT

Ein ausgeprägter Hormonmangel oder ein gestörtes Hormongleichgewicht können im Körper die Stellschrauben auf Bauchfettspeicherung stellen, auch wenn Sie sich ansonsten vernünftig ernähren. Ohne einen entsprechenden Hormonausgleich bleiben dann viele Bemühungen, das überschüssige Bauchfett wieder loszuwerden, erfolglos. Klären können Sie einen solchen Befund durch einen Besuch beim Endokrinologen, der Ihnen – falls medizinisch notwendig – mit einer Hormonersatztherapie weiterhelfen kann.

teidigt werden. US-Forscher der University of Georgetown in Washington D. C./USA identifizierten in diesem Zusammenhang einen Botenstoff im Gehirn, der bei Stress vermehrt freigesetzt wird: der sogenannte Neurotransmitter Y2R.

Natürliche Faktoren für die Gewichtszunahme

Zwischen dem 25. und 65. Lebensjahr legt jeder zweite Deutsche im Durchschnitt mindestens 15 kg an Gewicht zu. Allein das Bauchfett nimmt in dieser Zeitspanne um etwa 20 bis 35 Prozent zu – und zwar bei Frauen ebenso wie bei Männern. Ein Grund dafür sind die altersbedingten Veränderungen im Energiestoffwechsel und im Hormonhaushalt. Bei Frauen beispielsweise sinkt mit dem Beginn der Wechseljahre der Östradiol-, Progesteron- und der Testosteronspiegel – allesamt Hormone, die auch Einfluss auf die Aktivität des Stoffwechsels haben. Wer jetzt zu kalorienhaltig isst und sich gleichzeitig zu wenig bewegt, setzt vermehrt Bauchfett an. Denn da in diesem neben den Eierstöcken noch am meisten Östrogen produziert wird, versucht der weibliche Körper den klimakteriumsbedingten Östrogenmangel durch ein Mehr an Bauchfett zu kompensieren.

Auch bei Männern sinkt mit steigendem Lebensalter die verfügbare Testosteronreserve. Das Bauchfett wird dann weniger leicht abgebaut und es fällt schwerer, sich neue Muskeln anzutrainieren; der Grundumsatz sinkt, das Gewicht steigt.

VORSICHT, ÜBERGEWICHT

Es gibt Situationen, in denen Sie besonders schnell zunehmen, zum Beispiel während einer Schwangerschaft und in der Stillzeit, im Klimakterium oder wenn Sie mit dem Rauchen aufhören. Achten Sie in diesen Lebensphasen besonders gut auf sich, damit Sie nicht in die »Übergewichtsfalle« tappen.

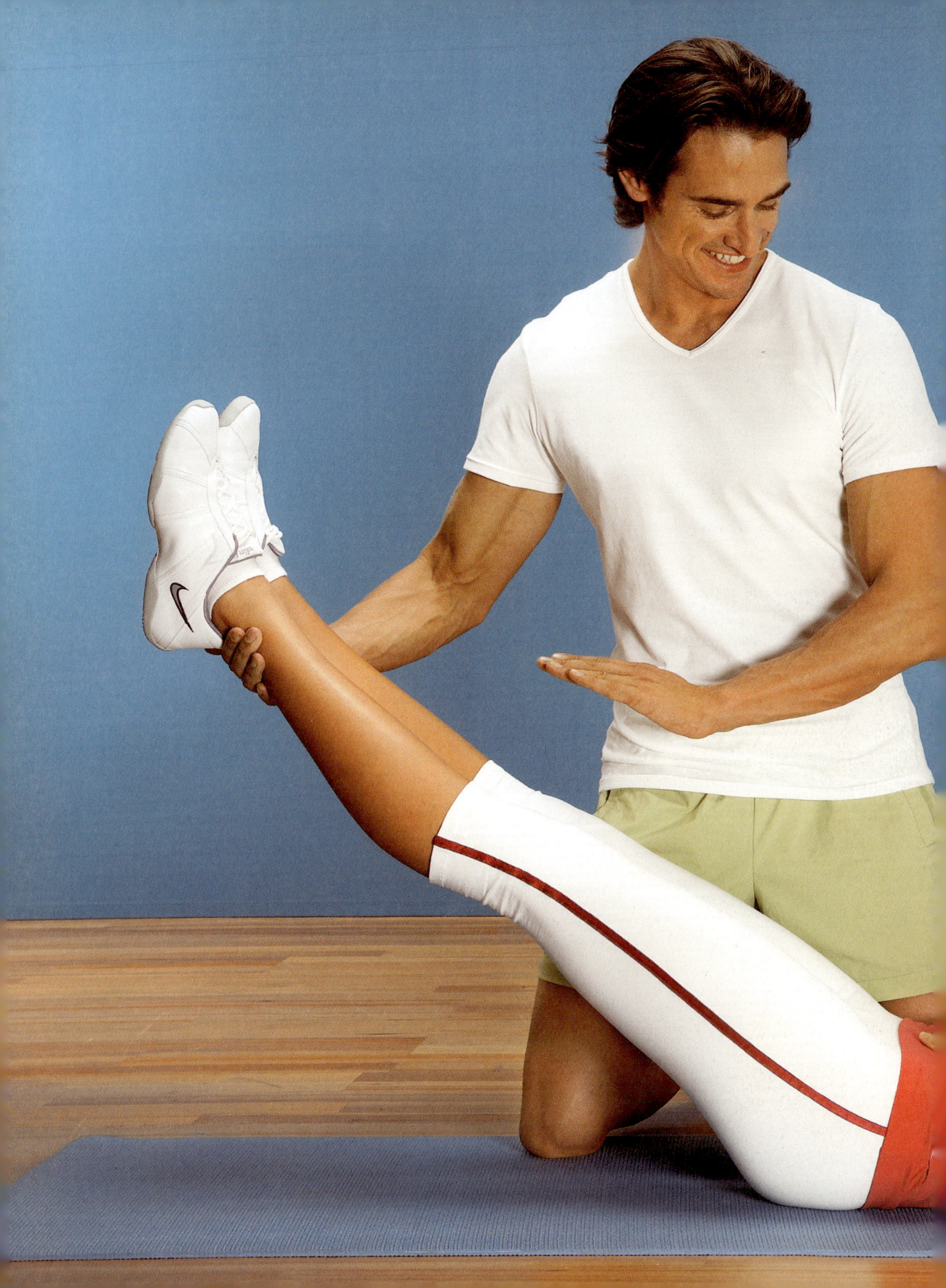

RAN AN DEN BAUCH

Um den Bauchumfang zu reduzieren, hilft es, die Ernährung schrittweise umzustellen. Mit einer positiven Einstellung und etwas Bewegung kommen Sie spielend ans Ziel.

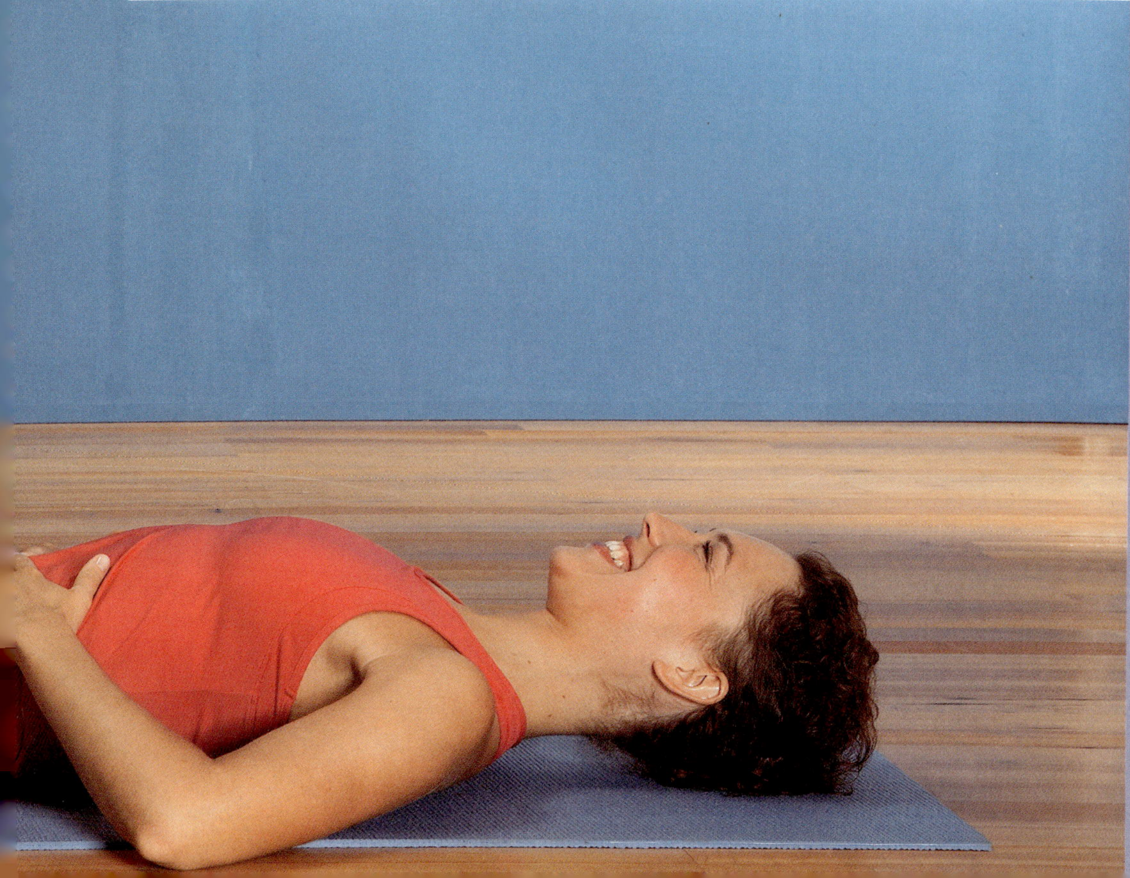

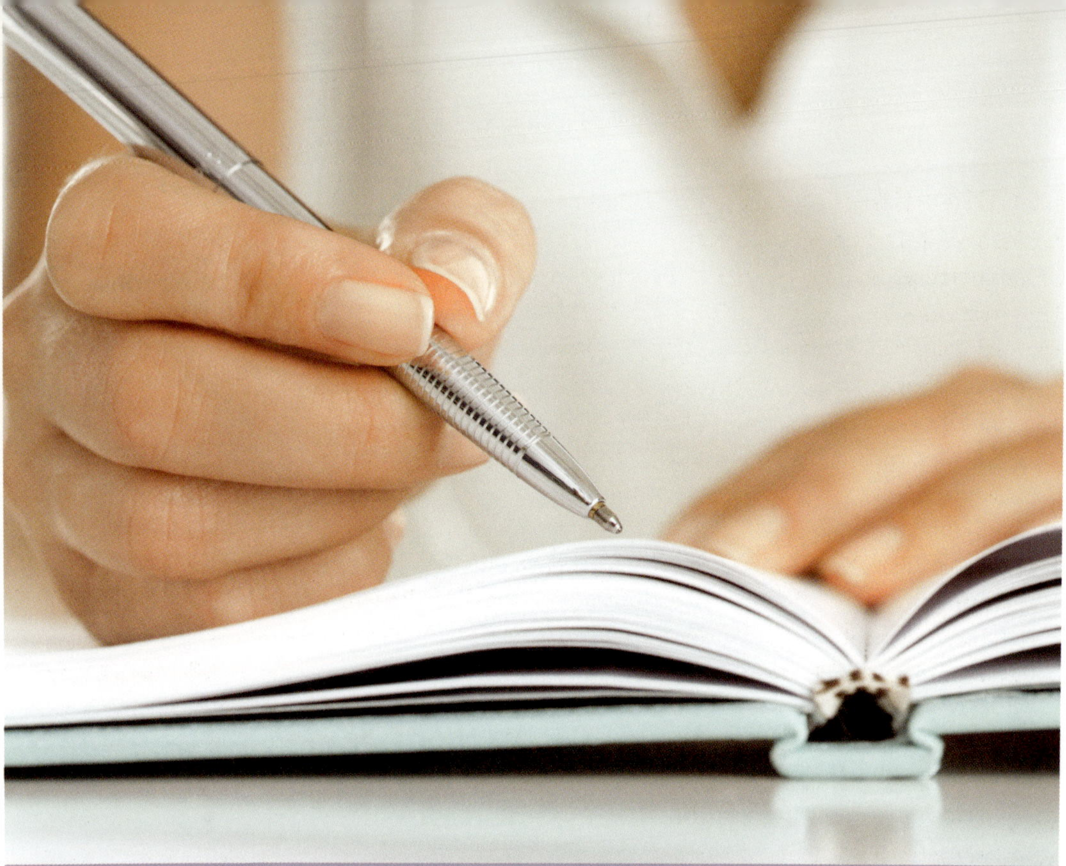

Bevor es losgeht

Schon ein paar einfache Änderungen bei den persönlichen Essgewohnheiten genügen, um das Körpergewicht um fünf bis zehn Prozent zu reduzieren. Dadurch sehen Sie nicht nur besser aus, Sie halbieren auch das Risiko für Herz-Kreislauf- und Stoffwechselerkrankungen. Mithilfe des Sechs-Wochen-Programms verbessern Sie vom ersten Tag an Ihre Stoffwechsellage. Gleichzeitig erhalten Sie eine langfristige Ernährungsstrategie, die Ihnen dabei hilft, erfolgreich abzunehmen und Ihr Wunschgewicht zu halten.

Der Diät-Unsinn

Schlank zu sein bedeutet in unserer Gesellschaft für viele Menschen gleichzeitig auch jung, dynamisch und erfolgreich zu sein. Und wer möchte dieses Idealbild nicht erfüllen? Entsprechend groß ist das Angebot an Diäten und Wundermitteln, die mit vollmundigen Versprechen werben, all die Abnehmwilligen ihrem Wunschbild ein Stück näher zu bringen. Leider jedoch handelt es sich bei den meisten »Wegbereitern« schlicht um verschiedene Formen der Fehlernährung – sei es durch eine einseitige Nährstoffrelation (zum Beispiel fettbetonte Diäten mit Verbot von Kohlenhydraten, wie die Atkins Diät), durch eine einseitige Lebensmittelauswahl (beispielsweise Reis-, Eier- oder Ananas-Diät) oder durch bestimmte Wirkprinzipien (wie die Trennung von Kohlenhydraten und Protein bei der Hay'schen Trennkost).

Schnell ein paar Kilos runter – und wieder rauf

Die meisten als Reduktionsdiäten beworbenen Ernährungsformen zielen auf kurzfristige Erfolge. Für eine langfristige Gewichtsstabilisierung haben sie sich als wenig wirkungsvoll erwiesen. Einige sind sogar regelrecht gesundheitsgefährdend. Zwar ist der Gewichtsverlust umso beeindruckender, je krasser die Fehlernährung ist. Doch Fakt ist, dass dabei weniger die gut gefüllten Fettzellen schwinden als wertvolle Ressourcen, wie etwa körpereigenes Eiweiß (Protein) aus den Muskeln. Parallel zum Protein- beziehungsweise Muskelabbau sinkt der Grundumsatz, also die Menge an Energie, die wir im Ruhezustand verbrennen. Wenn Sie nach der Diät wieder »normal« essen, nehmen Sie deshalb die verlorenen Pfunde schnell wieder zu – und sogar noch mehr. Das zieht neue Diäten nach sich; der stetige Kreislauf von Abnehmen und Wiederzunehmen beginnt. Die Wissenschaft nennt diesen Effekt sehr bildhaft Jo-Jo-Effekt.

Langfristigen Erfolg verspricht allein ein gesünderes Essverhalten in Kombination mit etwas (aber regelmäßiger) Bewegung und weniger Stress. Je langsamer Sie abnehmen und je länger Sie den gesünderen Ernährungs- und Lebensstil beibehalten, desto bessere Chancen haben Sie, Ihr neues Gewicht auch zu halten.

DAS RICHTIGE VERHÄLTNIS

Wer sich ausgewogen ernähren will, muss seinen Körper mit allen Nährstoffen versorgen:

- Kohlenhydrate sollten den Großteil der Nahrung ausmachen: 40 Prozent der Kalorienmenge.
- Der Anteil an Fett sollte maximal 30 Prozent betragen.
- Eiweiß: rund 30 Prozent.

Schritt für Schritt zu einem neuen Essverhalten

Keine Frage: Seine Ess- und Trinkgewohnheiten von einem Tag auf den anderen zu ändern fällt nicht gerade leicht. Schließlich sind Essen und Trinken Verhaltensweisen, die vor allem von unseren Gefühlen gesteuert werden und sich nur begrenzt willentlich beeinflussen lassen. Da wundert es nicht, dass Misserfolge beim Abnehmen und Rückfälle in alte Gewohnheiten beileibe nicht die Ausnahme sind, sondern eher die Regel. Und das, obwohl eine gelungene Gewichtsabnahme enormen Einfluss auf die Lebensqualität, die Gesundheit und das psychische Wohlbefinden hat. Nicht selten handelt es sich dabei sogar um eine lebensverlängernde Maßnahme. Wichtig bei unserem Sechs-Wochen-Programm sind deshalb folgende Punkte:

> **Alltagstauglichkeit:** Jedes Ernährungsziel lässt sich auch im stressigsten Alltag umsetzen. Die Ernährungsziele sind einfach, verständlich, auch außer Haus durchzuführen und ein Leben lang anwendbar. So bleibt der Essgenuss erhalten.

> **Gesundheitliche Unbedenklichkeit:** Die Nährstoffversorgung ist ausgewogen und umfassend. Beim Abnehmen wird körpereigenes Eiweiß geschont und nur das Körperfett abgebaut. Die Entwicklung von Essstörungen wird vermieden. Das Programm ist wissenschaftlich begründbar.

ERFOLGSTIPP

Haben Sie schon mehrmals erfolglos versucht abzuspecken? Das nagt am Selbstwertgefühl. Vielleicht zweifeln Sie bereits an Ihrer Willenskraft und glauben, ein aussichtsloser Fall zu sein. Geben Sie nicht auf; wahrscheinlich war das Ziel einfach unrealistisch. Vergessen Sie nicht, dass es viele Monate, vielleicht sogar Jahre gedauert hat, sich den Bauch anzufuttern. So eine Last werden Sie eben auch nicht von einer Woche auf die andere wieder los. Haben Sie Geduld und freuen Sie sich auch über kleine Erfolge – bis Sie Ihr Wunschgewicht und Ihren Traum-Bauchumfang erreicht haben.

- **Ohne Motivation geht gar nichts:** Seinem Bauchfett den Kampf anzusagen erfordert eine Umstellung eingeschliffener Lebensgewohnheiten. Dies ist nur mit einer soliden Motivation und einem guten Gefühl möglich.
- **Schluss mit kurzfristigen Projekten:** Sein Gewicht zu reduzieren und das neu gewonnene Wunschgewicht zu halten funktioniert nicht von heute auf morgen. Ein lang anhaltender Erfolg ist nur mit Ernährungszielen möglich, die ein Leben lang umgesetzt werden können. Eine dauerhafte Senkung des Gewichts lässt sich nur langsam und in kleinen Schritten erreichen.

Den eigenen Lebensstil erkennen

Übergewicht hat viele Ursachen: Der eine entspannt sich in der Freizeit am liebsten vor dem Fernseher, nascht dazu Süßigkeiten und Chips oder trinkt das ein oder andere Gläschen. Der andere hat einen anspruchsvollen, stressigen Job; er isst zu häufig, zu schnell oder zu unkontrolliert. Der nächste schleppt seit seiner Kindheit und Jugend ein paar Kilos zu viel mit sich herum, die mit der Zeit immer mehr werden. Wieder andere genießen mit dem Partner regelmäßige Schlemmerrituale, die den Körper immer üppiger werden lassen. Bei vielen Frauen bleiben auch die »Schwangerschaftspfunde« noch Jahre nach der Geburt hängen.

Wie sich Essgewohnheiten entwickeln

Wir erlernen von klein auf ein bestimmtes Essverhalten. Dazu gehören gesunde Gewohnheiten wie das tägliche Ritual eines gemeinsamen Frühstücks für einen guten Start in den Tag. Dazu zählen aber auch ungesunde Angewohnheiten: Wir greifen zur Schokolade, wenn uns die Kollegen oder Kinder nerven, oder gönnen uns nach einem stressreichen Arbeitstag erst einmal ein Glas Bier oder Wein. Gerade diese Verbindung von Essen und Trinken mit angenehmen Gefühlen, wie Entspannung, Zuwendung und Selbstbelohnung, spielt eine wichtige Rolle bei der Entwicklung des individuellen Essverhaltens. Und diese Gefühle können sich – trotz festen Willens – zu einer ernst zu nehmenden Bremse auf dem Weg zu einer besseren Figur entwickeln.

WARUM ESSEN SIE?

Die häufigsten Psycho-Essfallen sind: Stress, Frust, Einsamkeit und Langeweile. Aber auch wenn Essen als Belohnung angesehen wird, können sich schnell ein paar zusätzliche Kilos ansammeln – man gönnt sich ja sonst nichts. Der erste Schritt zum Wunschgewicht ist es, den eigenen Esstyp zu erkennen und alte Angewohnheiten zu überwinden.

Die Rolle unserer Gefühle

Wie wir uns verhalten, aber auch wie wir (um)lernen, hängt vor allem vom Umgang mit unseren Gefühlen ab. Unser Gehirn nimmt unentwegt Einflüsse von außen auf und verarbeitet sie. Manche dieser Impulse empfinden wir als positiv. Sie sind so stark, dass sie im Kopf verankert und bei passender Gelegenheit als Erfahrungen oder Gewohnheiten wieder abgerufen werden.

Ob wir bereit sind, einen Impuls zu festigen, hängt allein davon ab, wie wir uns während des Lernprozesses fühlen. Wenn wir uns beispielsweise leicht und unbeschwert fühlen, weil es uns gelingt, mehr Gemüse und Obst zu essen, verankert sich diese Erfahrung. Sie kann so zu einer neuen, automatisch abrufbaren Verhaltensweise werden. Verunsichert uns ein Impuls dagegen oder stresst er uns, zum Beispiel weil wir eine Woche lang nur Ananas essen dürfen, ist er negativ belegt und kann sich nicht festsetzen.

NICHT NASCHEN

Sie wissen, dass Sie bei Stress schnell naschen? Der erste Schritt: Verbannen Sie alles Süße aus dem Haus. Was nicht da ist, kann Sie nicht verführen. Setzen Sie stattdessen auf Bewegung: Laufen Sie einmal um den Block (oder zumindest auf den Büroflur), rennen Sie die Treppen rauf und runter oder boxen Sie in die Luft. So bauen Sie Stress am effektivsten ab.

Positive Selbstprogrammierung

Aus der Verhaltenstherapie wissen wir, dass das Geheimnis einer erfolgreichen Umgewöhnung darin liegt, jeder neuen Verhaltensweise etwas Positives abzugewinnen. Sie muss glücklich machen und uns mit Stolz erfüllen. Außerdem braucht jeder Lernprozess Zeit. Und nicht zuletzt sollte das neue Verhalten sich nicht allzu sehr vom bisher Eingeübten unterscheiden. Das heißt, die Diskrepanz zwischen Soll und Ist sollte so gering wie möglich sein. Standen beispielsweise Obst und Gemüse bisher nur hin und wieder auf Ihrem Speiseplan, dann kaufen Sie sich erst einmal nur diejenigen Sorten, die Ihnen am besten schmecken. So fällt es leichter, die gesunden Vitalstoffe regelmäßig auf den Teller zu bringen. Auf diese Weise werden Zielsetzung und Umsetzung eines Ernährungsziels realistisch.

Jedes unserer Wochenziele im Rahmen des Sechs-Wochen-Programms ist einfach umzusetzen und bietet vom ersten Tag an ein Mehr an Genuss und Lebensqualität. Die Zentimeter, die um die Taille schwinden, machen Sie attraktiver und beweglicher. Das alles sorgt für gute Gefühle. Und die sind der Ansporn dazu, weiterzumachen – am besten weit über das Programm hinaus.

WELCHER ESSTYP SIND SIE?

Check-up: Ernährungsgewohnheiten

Wenn es Ihnen gelingt, die Emotionen aufzudecken, die hinter Ihrem Essverhalten stecken, können Sie die eine oder andere Falle vermeiden. Klären Sie auch, welche Wertvorstellungen, Denkmuster und Erwartungen dazu führten, dass Sie zugenommen haben. Das hilft Ihnen, in den nächsten Wochen wieder zunehmend die Kontrolle über sich und Ihre Ernährungsgewohnheiten zu gewinnen. Lesen Sie sich die unten stehenden Fragen in aller Ruhe durch und beantworten Sie sie dann so ausführlich wie möglich. Am besten schreiben Sie sich Ihre Antworten auf. Die Notizen können Ihnen in den nächsten Wochen eine gute Stütze sein.

- Welche Rolle spielten Essen und Trinken in Ihrer Kindheit und Jugend?
- Welche Rolle spielt die Ernährung heute in Ihrem Leben, in Ihrer Partnerschaft, in Ihrer Familie?
- Gab es eine Zeit, in der Sie sich richtig wohl gefühlt haben mit Ihrem Körper? Wenn ja: wann und unter welchen Umständen?
- Mögen Sie sich in Ihrem jetzigen körperlichen Zustand?
- Welche Vorbilder haben Sie? Wie möchten Sie gerne aussehen?
- Welche Auswirkungen hat Ihr derzeitiger Lebensstil (Arbeit, Essen und Trinken, Bewegung, Entspannung) auf Ihr Wohlbefinden?
- Wie fühlen Sie sich mit Ihrem derzeitigen Ess- und Bewegungsverhalten?
- Wie wichtig ist Ihnen Ihre Gesundheit? Welche vorbeugenden Maßnahmen treffen Sie regelmäßig (z. B. gesund essen, regelmäßige körperliche Aktivität, Entspannungstechniken, Körperpflege, Wellness)?
- Wie entspannen Sie sich nach einem anstrengenden Tag?
- Was essen und trinken Sie am liebsten? Nennen Sie drei Ihrer Favoriten.
- Welche Ernährungs- und Trinkgewohnheiten belasten Sie? Welche verursachen Ihnen Unbehagen?
- Wenn Sie Ihre Essgewohnheiten umstellen: Welche Auswirkungen auf Ihren Alltag wird das haben? Welche Vor- und Nachteile hätten Sie davon?
- Stellen Sie sich vor, Sie würden gesund essen, ohne dass Ihnen dabei etwas fehlt. Wie geht es Ihnen mit diesem Gedanken?

So bleiben Sie dran

Der Ernährungs-Check-up auf der vorangegangenen Seite konnte Ihnen sicher helfen, zu erkennen, woher bestimmte Ernährungsgewohnheiten stammen und wie diese Ihren Alltag und Ihr Selbstbild beeinflussen.

Bevor Sie nun jedoch damit anfangen, Ihre Ernährung umzustellen, ist es wichtig, eine positive Haltung zu gewinnen. Und zwar nicht nur bezüglich des geplanten Sechs-Wochen-Programms, sondern auch gegenüber Ihrer eigenen Persönlichkeit und Ihrem Körper. Lernen Sie sich so zu schätzen, wie Sie sind – auch wenn Sie mit Ihrer Figur momentan nicht zufrieden sind. Verbannen Sie alle negativen Gefühle, die Sie gegen Ihren Bauch hegen. Das wird Ihnen sehr dabei helfen, Ihre Ziele zu verwirklichen. Denken Sie daran, dass eine Diät um jeden Preis überhaupt nichts bringt. Ernähren Sie sich stattdessen lieber mit Köpfchen – und mit einem neuen Selbstbewusstsein.

ERFOLGSTIPP

Erzählen Sie möglichst vielen Leuten von dem, was Sie vorhaben. Partner, Freunde und Kollegen sollen Sie schließlich unterstützen und nicht unnötig in Versuchung führen. Lassen Sie Ihre Umwelt auch an Ihren Erfolgen teilhaben. Lob und Bewunderung wirken überaus motivierend – und gleichzeitig bleiben Sie durch die »soziale Kontrolle« konsequenter am Ball.

Warum brauche ich Wochenziele?

Aus der Verhaltenstherapie wissen wir, dass ein weit gestecktes Ziel nur erreicht werden kann, wenn wir uns ihm in vielen kleinen, machbaren Schritten nähern. Keiner besteigt einfach so einen hohen Berg. Im Gegenteil: Die Überforderung ist regelrechtes Gift, wenn es darum geht, den Lebensstil zu verändern. Nur wenn ein (Zwischen-)Ziel auch erreicht wird, verankert sich die Erfahrung positiv im Gehirn. Dann steigert sie das Selbstwertgefühl und lässt sich leichter als Gewohnheit in den Alltag einbauen. Fahren Sie also lieber einen Gang herunter – gerade, wenn Sie im Alltag dazu neigen, zu hohe Ansprüche an sich und Ihre Leistungsfähigkeit zu stellen. Üben Sie sich in der Kunst der Langsamkeit und Stetigkeit.

In unserem Sechs-Wochen-Programm finden Sie jede Woche ein neues, einfaches Ernährungsziel. Jede dieser Etappen halten Sie auch in den darauffolgenden Wochen ein; zum Abschluss des Programms wissen Sie genau, wie Sie sich ernähren müssen, um Ihr Gewicht auch auf Dauer zu halten beziehungsweise um noch weiter abzunehmen.

Hilfe bei Durchhängern

Nach der ersten Euphorie – »Das war doch gar nicht schwierig« – stellt sich nach zwei bis drei Wochen in der Regel ein erster Durchhänger ein. Das ist ganz normal: Alte Gewohnheiten können sich zu regelrechten Stahlseilen entwickeln, die einen mit aller Kraft an den neuen Vorhaben hindern. Jetzt gilt es, den positiven Veränderungsprozess im Alltag durchzuhalten.
Stress ist die häufigste Ursache dafür, dass wir ein Vorhaben schneller wieder aufgeben als geplant. Halten Sie deshalb bei einem Rückfall in alte Gewohnheiten den Ball flach. Ärgern Sie sich nicht mit Versagensängsten herum. Nehmen Sie den Ausrutscher an; er ist nur allzu menschlich. Und am nächsten Tag machen Sie einfach wieder anders, besser weiter.
Es gibt aber auch immer wieder Tage, an denen ein Wochenziel bewusst durchbrochen werden müsste, weil Sie zum Beispiel eingeladen sind oder selbst Gäste haben. Tun Sie es – mit gutem Gewissen. Vom nächsten Tag an bemühen Sie sich dann wieder, Ihr Wochenziel einzuhalten.
Überprüfen Sie auch immer wieder Ihre eigene Einstellung zum Durchhalten. Wie wichtig sind Ihnen die Ziele, die Sie zu Beginn des Sechs-Wochen-Programms aufgestellt haben? Wollen Sie wieder besser aussehen, sich fitter und lebendiger fühlen? Unser Körper mag seine alten Gewohnheiten. Sehen Sie sich die Hindernisse genau an, die sich Ihnen in den Weg stellen. Und überlegen Sie, ob sie sich dadurch von Ihrem Vorhaben abbringen lassen wollen.

MOTIVIEREN SIE SICH

Belohnen Sie sich zwischendurch immer wieder für das, was Sie erreicht haben. Natürlich nicht mit einem Eisbecher oder Pralinen. Wie wäre es mit einem schönen Blumenstrauß, einem Kinobesuch oder einem Stadtbummel? Vielleicht passen Sie ja schon in eine kleinere Kleidergröße?

Bewegung lässt die Pfunde schmelzen

Unsere Urahnen gingen auf die Jagd, legten kilometerlange Wanderungen zurück, rannten um ihr Leben. Als sie sesshaft wurden, verbrachten sie den ganzen Tag mit harter Arbeit auf den Feldern. Dieser Ur-Code steckt bis heute in uns: Körperliche Aktivität ist nach wie vor ein wesentlicher Bestandteil unseres Lebens – auch wenn der moderne Alltag ganz anders aussieht. Wir brauchen regelmäßige Bewegung, um gesund zu bleiben. Bewegungsmangel, noch dazu in Kombination mit (auch nur mäßigem) Übergewicht, macht dagegen auf Dauer krank.

Auch im Hinblick auf eine gute Figur ist regelmäßige körperliche Aktivität unerlässlich – und sei es nur ein 20-minütiger zügiger Spaziergang während der Mittagspause. Bewegung erhöht den Energieumsatz. Und zu guter Letzt wirkt Sport auch noch appetitdämpfend und -regulierend. Unter anderem deshalb, weil es die Serotoninausschüttung ankurbelt (siehe auch Seite 18 f.).

Ausdauertraining verbrennt mehr Kalorien

Wer regelmäßig ein maßvolles Ausdauertraining betreibt, regt seinen Stoffwechsel an, stärkt sein Immunsystem und verbrennt mehr Kalorien. Am besten wäre es natürlich, Sie würden an möglichst vielen Wochentagen mindestens 30 Minuten körperlich aktiv werden. Aber das ist in der Hektik des Alltags für viele nicht möglich; der gute Vorsatz, mehr zu tun, gerät dadurch immer mehr ins Hintertreffen. Die gute Nachricht: Nicht die Menge, die Regelmäßigkeit ist das A und O; dann genügen schon zwei Einheiten à 20 Minuten pro Woche. Das ist machbar.

Verlangen Sie auch nicht zu viel von sich: Es macht wenig Sinn, völlig untrainiert gleich loszujoggen. Schließlich sollte Ausdauersport in erster Linie entlasten. Nur dann bringt er neben Fitness auch noch Entspannung. Gehen Sie es also ruhig an und starten Sie mit Nordic Walking oder Radfahren.

TIPP

Über die Trainingsintensität können Sie steuern, wie viel Fett beim Sport abgebaut wird. Wenn Sie Ihren Puls messen, können Sie Ihre Belastungsintensität kontrollieren. Trainieren Sie daher nur mit Pulsuhr. Der empfohlene Trainingspuls für das 2-mal 20-minütige Ausdauertraining pro Woche (falls Sie keine Betablocker einnehmen): Herzfrequenz = 190 minus Lebensalter.

Krafttraining baut das Fett ab

Den gezielten Fettabbau bekommen Sie mit Ausdauertraining allein allerdings nicht hin. Doch sobald Sie zum Ausdauersport zweimal in der Woche ein Krafttraining einplanen, schmelzen die Pfunde. Denn Muskeln sind die Fettverbrennungsmaschinen des Körpers. Grundumsatz und Stoffwechselleistungen steigen an – und gleichzeitig steigt auch Ihr Energieverbrauch. Durch das Mehr an Muskeln verbrennen Sie auch beim Ausdauertraining mehr Fett. Und der Nachbrenneffekt ist enorm: Jedes Pfund Muskeln verbrennt etwa 17- bis 25-mal mehr Kalorien als die gleiche Menge Fett. Was noch besser ist: Der Stoffwechsel läuft noch bis zu zehn Stunden nach dem Training auf höheren Touren; der Nachbrenneffekt wirkt sogar im Schlaf.

Vor dem Startschuss: Bauchumfang messen

Sie sind bereit für den »Ernstfall«? Doch bevor es losgeht, gilt es, eine Bestandsaufnahme von Ihrem Bauchumfang zu machen. Mit einem Maßband finden Sie im Handumdrehen heraus, wie viele Zentimeter weniger Ihnen und Ihrer Gesundheit gut tun würden. Auch während des Sechs-Wochen-Programms ist die regelmäßige Kontrolle des Bauchumfangs wichtig. Vergessen Sie nicht, einmal pro Woche zu messen, und tragen Sie den Wert auf der Kontrolltabelle im beiliegenden Folder ein. So haben Sie einen guten Überblick über die Entwicklung Ihrer Körpersilhouette. Auf die Waage können Sie dabei getrost verzichten. Denn die Orientierung am Körpergewicht ist längst nicht mehr zeitgemäß. Schließlich wird die Menge an Fettgewebe, das sich im Bauchraum anlagert, beim einfachen Wiegen nicht erfasst.

Richtig Maß nehmen

- Messen Sie Ihren Bauchumfang morgens auf nüchternen Magen, im Stehen und mit freiem Oberkörper.
- Legen Sie das Maßband genau in der Mitte zwischen dem unteren Rippenbogen und dem Beckenkamm an der dicksten Stelle des Bauches an. Orientieren Sie sich nicht am Bauchnabel; er liegt bei Menschen mit kurzer Taille etwas weiter unten.
- Führen Sie das Maßband in gerader Linie zwischen diesen beiden Punkten um den Bauch herum.
- Atmen Sie leicht aus und lesen Sie den Bauchumfang ab.

Bauchumfang und Gesundheitsrisiko

Männer	Frauen	Gesundheitsrisiko
‹ 94 cm	‹ 80 cm	kein Risiko
› 94 cm	› 80 cm	leichtes Risiko
› 102 cm	› 88 cm	stark erhöhtes Risiko
› 110 cm	› 98 cm	hoch gefährdet

ERFOLGSTIPP

Frauen mit regelmäßigem Menstruationszyklus messen am besten in der ersten Zyklushälfte. Infolge eines Mangels an Gelbkörperhormon oder wegen PMS (Prämenstruelles Syndrom) kann sich Flüssigkeit im Körper und in der Bauchregion einlagern, die sich nach der Periode verflüchtigt.

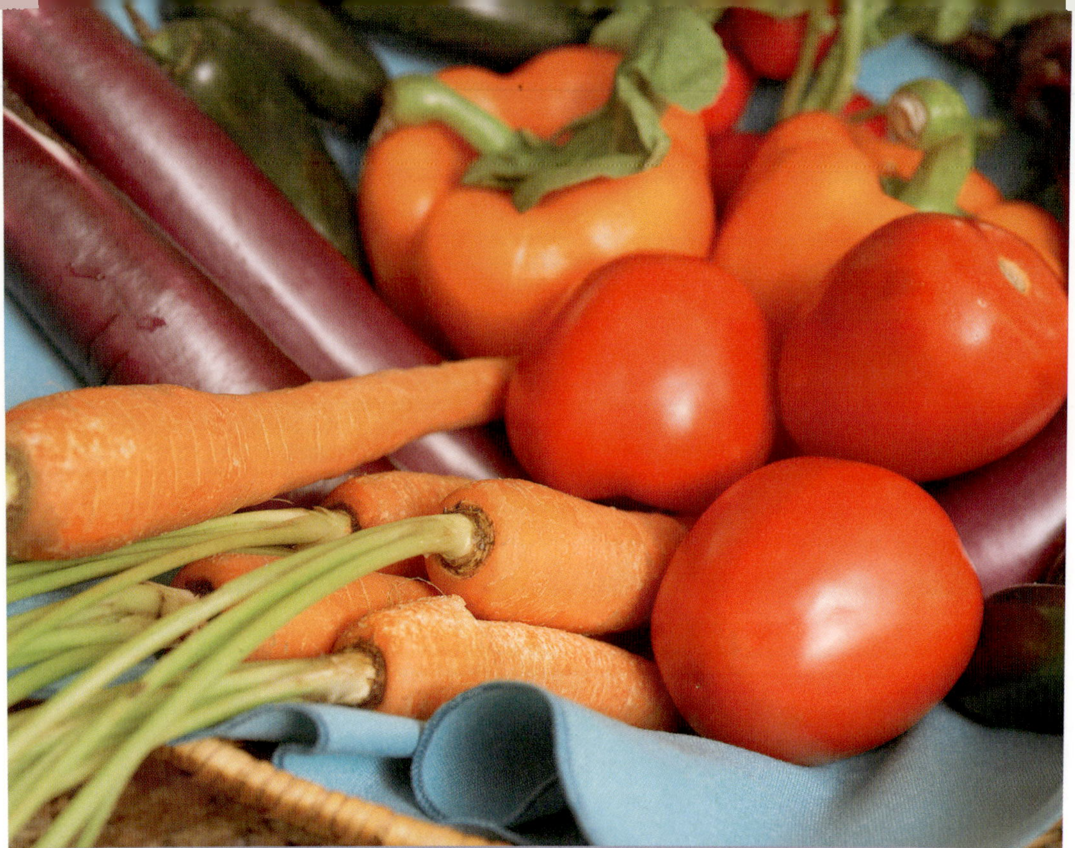

Alles, was Sie essen dürfen

Damit der Genuss nicht zu kurz kommt und Sie Ihren Körper gleichzeitig mit allen Nährstoffen versorgen, die er braucht, empfiehlt sich eine abwechslungsreiche, ausgewogene Mischkost. Denn es gibt einfach kein einziges Lebensmittel, das Sie mit allen lebenswichtigen Nährstoffen gleichzeitig versorgt.

Grundsätzlich stehen im Sechs-Wochen-Programm ab dem ersten Tag Gemüse und Obst, fettarme Milchprodukte, Pflanzenöle und Vollkorngetreideprodukte, mageres Fleisch und Fisch sowie ausreichend Flüssigkeit auf dem Plan. Sie müssen jedoch keineswegs alle Lebensgewohnheiten umkrempeln und von heute auf morgen nach starren Regeln einkaufen und essen. Es geht vor allem darum, zu lernen, immer öfter wertvolle Nahrungsmittel zu essen und gleichzeitig immer mehr qualitativ minderwertige Nahrungsmittel aus dem Speiseplan zu streichen. Nur so werden Sie Ihren Bauchumfang erfolgreich nach und nach auf ein vernünftiges Maß einschrumpfen.

Das muss sein: die wichtigsten Nährstoffe

Um den Körper optimal mit Energie zu versorgen und um schlank und fit zu bleiben beziehungsweise es wieder zu werden, müssen wir unserem Organismus bestimmte Nährstoffe zuführen. Und das sind in Anbetracht der vielfältigen Stoffwechselreaktionen erstaunlich wenige: Eiweiß, Kohlenhydrate und Fette. Vitamine und Mineralstoffe sollten natürlich auch in unserer Nahrung stecken. Sie liefern selbst zwar keine Energie, dienen aber als zusätzliche Mittler- oder Hilfssubstanzen, ohne die der Prozess der Energiegewinnung gar nicht ablaufen kann.

Eiweiß

Als Energiequelle und Aufbaustoff für alle Körperstrukturen, Gewebe und Muskelzellen spielt Eiweiß (Protein) eine maßgebliche Rolle. Dabei wird das Nahrungseiweiß im Eiweißstoffwechel zunächst in Aminosäuren (kleinste Eiweißbausteine) aufgespalten und anschließend in körpergerechtes Eiweiß umgewandelt. Unser Körper benötigt 22 verschiedene Aminosäuren, wovon er nur 13 selbst herstellen kann. Die restlichen neun müssen wir ihm regelmäßig über die Nahrung zuführen.

> Tierisches Eiweiß aus Fleisch, Geflügel, Fisch, Eiern, Milch und Milchprodukten kann der Körper grundsätzlich gut verwerten, da es in seiner Struktur dem menschlichen Eiweiß sehr ähnlich ist. Allerdings kann zu viel tierisches Eiweiß den Körper auch übersäuern. Und viele eiweißreiche Nahrungsmittel liefern gleichzeitig reichlich Fett – meist in versteckter Form wie bei Wurst oder Käse.

WICHTIG

Ein Gramm Eiweiß entspricht 4,1 Kilokalorien. Empfohlene Tagesration: 1,5 Gramm pro Kilogramm Körpergewicht.

- Pflanzliches Eiweiß hat den Vorteil, dass es meistens fettfrei ist: Vor allem Sojabohnen und andere Hülsenfrüchte, aber auch Vollkorngetreide sind gute Proteinquellen. Und: Ein Mangel an hochwertigem pflanzlichem Eiweiß greift das Immunsystem an und beschleunigt Alterungsprozesse.

Kohlenhydrate

Kohlenhydrate bestehen aus Zuckermolekülen und sind damit die wichtigsten Energieträger für unseren Organismus. Es gibt Einfachzucker (zum Beispiel Trauben- und Fruchtzucker), Zweifachzucker (wie Milch- und Malzzucker, Rohr- und Rübenzucker, Kristall- oder Haushaltszucker) und Mehrfachzucker, die sogenannten komplexen Kohlenhydrate (beispielsweise in Vollkornprodukten, Getreide und Gemüse). Aus allen Kohlenhydraten bildet unser Körper Glukose: das Futter für die meisten Körperzellen, Gehirn, Muskeln und Nerven.

WICHTIG
Ein Gramm Kohlenhydrate entspricht 4,1 Kilokalorien. Empfohlene Tagesration (abhängig vom Energieverbrauch/Grundumsatz): 4,4–5,5 Gramm pro Kilogramm Körpergewicht.

Weil Einfach- und Zweifachzucker sehr schnell in Glukose umgewandelt werden, steigt bei reichlichem Konsum der Blutzuckerspiegel rasant in die Höhe. Die Bauchspeicheldrüse schüttet daraufhin vermehrt Insulin aus, um den Zucker aus dem Blut möglichst schnell in die Zellen zu transportieren. Entsprechend rasch fällt der Blutzuckerspiegel wieder ab. Die Folge: Wir haben erneut (Heiß-)Hunger (siehe auch Seite 14 f.).

Im Gegensatz zu den »schlechten« Kohlenhydraten werden die komplexen Mehrfachzucker relativ langsam von der Leber in Glukose umgewandelt. Dadurch steigt der Blutzucker schön gleichmäßig, wir sind länger satt. Komplexe Kohlenhydrate liefern gleichzeitig die für den Körper so wichtigen Ballaststoffe. Diese Nahrungsbestandteile werden zwar nicht verdaut, sie quellen jedoch im Darm auf und kurbeln so nicht nur die Verdauung an, sondern machen auch schön lange satt und verhindern eine Insulinüberproduktion. Dadurch bleibt der Blutzuckerspiegel konstant und Heißhunger hat keine Chance. Zudem helfen die wasserlöslichen Ballaststoffen (zum Beispiel Pektin aus Äpfeln), den Cholesterinspiegel zu regulieren, was sich wiederum positiv auf Herz und Gefäße auswirkt.

Fette

Fett ist der energiereichste Nährstoff für den Organismus und macht – im Übermaß genossen – am schnellsten dick. Ganz darauf verzichten sollten Sie deshalb aber nicht. Denn Fette unterstützen die Hormonproduktion, helfen bei der Aufspaltung bestimmter Vitamine, beim Zellaufbau und bei der Immunabwehr. Vom chemischen Aufbau her sind alle Fette gleich. Sie bestehen aus Glyzerin und drei äußerst unterschiedlichen Fettsäuren.

- Gesättigte Fettsäuren kann der Körper selbst herstellen, wir müssten sie ihm also nicht extra zuführen. Trotzdem essen wir reichlich davon und nehmen dadurch unzählige Kalorien auf. Die gesättigten Fettsäuren stecken vor allem in tierischen Fetten, wie Wurst, Käse und Butter, in versteckter Form aber auch in Lebensmitteln, wie Kuchen, Chips oder Fertiggerichten.
- Mehrfach ungesättigte Fettsäuren stammen aus Pflanzen und Fisch. Sie müssen täglich mit der Nahrung aufgenommen werden, da unser Körper sie nicht selbst produzieren kann. Zu den mehrfach ungesättigten Fettsäuren gehören die Omega-3- und Omega-6-Fettsäuren. Vor allem Erstere wirken günstig auf das »gute« HDL-Cholesterin (siehe Seite 64 f.). Quellen sind vor allem fetter Kaltwasserfisch (Hering, Lachs, Makrele, Thunfisch), mit Grünfutter aufgezogene Rinder und Wildfleisch. Die Vorstufe der Omega-3-Fettsäure (die alpha-Linolensäure) findet sich auch in Raps-, Lein- und Weizenkeimöl, in Walnüssen und grünem Blattgemüse. Omega-6-Fettsäuren stecken in Getreide sowie in Sonnenblumen-, Distel-, Soja- und Weizenkeimöl.
- Einfach ungesättigte Fettsäuren finden sich in Oliven- und Rapsöl, in Nüssen und Samen, in Oliven und Avocados. Zwar kann sie der Körper aus anderen Fetten selbst umwandeln. Dennoch sollten Sie auch diese Fettsäuren täglich auf Ihren Speiseplan setzen. Denn sie beeinflussen alle Blutfettwerte überaus positiv.

WICHTIG

Ein Gramm Fett entspricht 9,3 Kilokalorien. Empfohlene Tagesration: 0,7 Gramm pro Kilogramm Körpergewicht.

ERFOLGSTIPP

Die sogenannten Trans-Fettsäuren entstehen bei industriellen Verarbeitungsprozessen und wirken sich negativ auf das Verhältnis von »schlechtem« LDL- und »gutem« HDL-Cholesterin aus. Verzichten Sie deshalb auf industriell gehärtete Pflanzenfette und Produkte in denen Trans-Fette stecken, wie viele Süßigkeiten, Pommes frites und einige Margarinesorten. Achten Sie beim Einkaufen auf die Angabe »gehärtete pflanzliche Fette« in der Zutatenliste: Finger weg.

Vitamine, Mineralstoffe und Spurenelemente

Insbesondere um das wertvolle Eiweiß zu verwerten, brauchen wir als Katalysatoren Vitamine, Mineralstoffe und Spurenelemente. Vitamine verfügen zwar selbst nicht über einen Energiewert, dennoch leisten sie einen ganz wesentlichen Beitrag bei der Energiegewinnung. Sie unterstützen zahlreiche Körperfunktionen und das Immunsystem. Da der menschliche Organismus sie überwiegend nicht selbst herstellen kann, sind wir auf ihre Zufuhr angewiesen. Mineralstoffe sind anorganische Bestandteile der Nahrung. Auch sie sind unentbehrlich für den Aufbau von Körpersubstanzen. Zu den Spurenelementen gehören Kupfer, Eisen, Selen, Fluor, Mangan, Jod, Chrom und Zink. Sie entgiften unseren Körper und sorgen für ein gesundes Immunsystem.

Trinken Sie genug?

Der menschliche Körper besteht zu 70 Prozent aus Wasser. Und er funktioniert nur dann reibungslos, wenn das Flüssigkeitsniveau konstant bleibt. Trinken Sie deshalb jeden Tag mindestens zwei bis drei Liter. Am besten stellen Sie sich schon morgens eine große Wasserkaraffe beziehungsweise eine Thermoskanne mit Kräuter- oder Früchtetee bereit – und füllen diese tagsüber immer wieder auf. Oder Sie platzieren drei, vier Flaschen Mineralwasser an strategischen Punkten in der Wohnung oder im Büro. Auf

ERFOLGSTIPP

Regelmäßige Mahlzeiten, am besten dreimal täglich, beugen Heißhungerattacken am Nachmittag oder Abend vor. Ideal für Ihren Stoffwechsel sind Pausen von etwa 5 Stunden zwischen den Mahlzeiten und 14 Stunden nachts. Bei Essenspausen von über sieben Stunden wird Fett abgebaut und der Insulinspiegel normalisiert sich. Außerdem hilft es, sich schon am Morgen Gedanken übers Essen zu machen. Wer sich in der Früh kleine gesunde Zwischenmahlzeiten wie Obst oder Joghurt einpackt, lässt sich tagsüber nicht so leicht durch Schokolade oder fette Snacks verführen.

diese Weise haben Sie einen guten Überblick, ob Sie auch wirklich genügend trinken. Ganz wichtig: Trinken Sie, bevor Sie durstig sind. Denn Durst ist ein Warnsignal des Körpers, dass bereits ein Flüssigkeitsmangel herrscht. Auch nach dem Sport oder körperlich anstrengenden Arbeiten sollten Sie den Flüssigkeitsverlust durchs Schwitzen schnell wieder ausgleichen: Mineralwasser, Apfelsaftschorle oder eine leichte Gemüsebrühe helfen dabei.

Einkaufen leicht gemacht

Dass Vorräte zwischendurch schnell einmal zum Naschen verführen, lässt sich nicht leugnen. Dick macht das allerdings nur dann, wenn im Schrank die falschen Lebensmittel lagern. Bei Keksen, Tiefkühlpizza und Co. ist ein Kalorienüberschuss vorprogrammiert. Eine Untersuchung an der Universität Göttingen unter Leitung von Prof. Dr. Volker Pudel aus dem Jahr 2007 zeigt, dass wir unser Essen nicht danach auswählen, ob wir es besonders mögen. Vielmehr greifen wir deshalb zu bestimmten Lebensmitteln, weil sie gerade da sind. Das Dumme daran: Je öfter wir diese Nahrungsmittel essen, desto mehr vertieft sich die Vorliebe dafür – eine Gewohnheit wächst heran. Lassen Sie also in Zukunft beim Einkaufen bestimmte Nahrungsmittel einfach im Regal stehen; achten Sie auf Qualität statt Quantität. Sie wissen ja nun, was Sie tatsächlich brauchen.

An sich ist Vorratshaltung nämlich eine überaus praktische Angelegenheit: Sie spart Zeit und Geld. Und das gilt keineswegs nur für Mehrpersonenhaushalte, sondern auch für Singles. Voraussetzung ist allerdings eine gute Planung; Sie sollten im Kopf haben, was Sie in der Woche kochen und essen möchten. Gewöhnen Sie sich außerdem an, schon beim Einkauf die Inhaltsstoffe bei verarbeiteten und industriell behandelten Nahrungsmitteln zu studieren. Sie werden staunen, wie viel Salz, Öl, Zucker und Zusatzstoffe viele der Gläser, Dosen und Tiefkühlpackungen enthalten. Wenn Sie es ganz genau wissen wollen: Bei Greenpeace und bei der Deutschen Gesellschaft für Ernährung (DGE) erhalten Sie kostenlose Broschüren über gesundheitsschädliche Zusatz- und Konservierungsstoffe in Nahrungsmitteln.

TIPP

Erkundigen Sie sich, ob in der Nähe Ihres Arbeitsplatzes ein Wochenmarkt stattfindet. Dann können Sie zumindest einmal in der Woche ganz frisches Obst und Gemüse aus der Region kaufen. Und Sie kommen in der Mittagspause gleich an die frische Luft.

Weg damit!

Die folgenden Produkte sind in einer ausgewogenen und wirklich gesunden Ernährung einfach überflüssig; sie enthalten in erster Linie »leere« Kalorien ohne oder zumindest fast ohne wichtige Nährstoffe.

- **Weißer Haushaltszucker:** Er liefert so gut wie keine lebenswichtigen Stoffe, bringt dafür aber viele Kalorien. Auch im braunen, mit Melasse eingefärbten Haushaltszucker steckt nicht mehr drin. Vorsicht auch vor »verstecktem« Zucker: Er ist nicht nur in Süßigkeiten, Fertigdesserts, Gebäck, Limonaden und Cola reichlich enthalten, sondern auch in Lebensmitteln, in denen wir ihn nicht unbedingt vermuten, wie zum Beispiel Ketchup, Fertiggerichten und Fruchtnektar.
- **Versteckte Fette:** Gesättigte Fettsäuren stecken vor allem in fetter Wurst, fettem Fleisch und Käse, in Kuchen, Chips, Sahne sowie in vielen Süßigkeiten und Fertiggerichten.
- **Weißes Mehl (Type 405):** Zur Herstellung von Weißmehl werden die Außenschichten und der Keim des Getreidekorns entfernt. Dadurch bleibt es zwar länger haltbar, hat aber jegliche ernährungsphysiologisch wertvollen Substanzen verloren. Dasselbe gilt für Produkte aus Weißmehl (Weißbrot, Gebäck, Croissants, Kuchen, Kekse, Nudeln etc.).
- **Polierter Reis:** Auch hier werden wie beim Getreide die wertvollen Randschichten entfernt, um das Produkt möglichst lang haltbar zu machen.
- **Fertigmahlzeiten:** Pommes frites, Tiefkühlpizza und Fastfood stecken voller Einheitsgeschmack, Zusatzstoffe und Kalorien. Ausnahme: Tiefkühlgemüse und Fertiggerichte ohne Zusatzstoffe.
- **Light-Produkte:** Lesen Sie unbedingt die Zutatenliste, denn diese Nahrungsmittel sind zwar fettreduziert, aber durch den Zusatz von Zucker und anderen industriell verarbeiteten Kohlenhydraten trotzdem sehr energiedicht.
- **Fertigwürzen:** Sie enthalten häufig künstliche Aromastoffe, Geschmacksverstärker (Natriumglutamat, der häufigste Geschmacks- und Appetitverstärker) und Essigessenz.
- **Süßstoff:** Die künstliche Süße liefert zwar keine Kalorien, kann jedoch Appetit anregend wirken und so in den Hunger-Sättigung-Zyklus eingreifen.

Her damit!

Mit den folgenden Nahrungsmitteln können Sie unendlich viele schmackhafte, gesunde Gerichte zaubern und gleichzeitig Ihre Fettverbrennung ankurbeln.

- **Komplexe Kohlenhydrate:** Vollkornprodukte (Müsli, Vollkornbrot, Pumpernickel, Reis, Vollkornnudeln), Getreide (Gerste, Haferkleie, Buchweizen, Hirse und Quinoa, Dinkel und Grünkern, Leinsamenschrot), Naturreis, Basmatireis, Risottoreis, Kartoffeln, Gemüse und Obst.
- **Pflanzliches Eiweiß:** Sojaproduke (zum Beispiel Sojamilch, Sojasauce, Sojaöl, Tofu), Hülsenfrüchte.
- **Tierisches Eiweiß:** Fisch und Meeresfrüchte, mageres Fleisch und Geflügel, Wild, magerer Geflügelaufschnitt, fettarmer Käse, fettarme Milch und Milchprodukte (1,5 % Fett), (Bio-)Eier.
- **Fette und Öle:** kaltgepresstes Olivenöl, Sonnenblumenöl, Rapsöl; in kleinen Mengen auch Sauerrahmbutter.
- **Vitamine und Mineralstoffe:** frisches Obst und Gemüse, je nach Angebot und Jahreszeit – auch Tiefkühlware und Tomaten aus der Dose (ohne weitere Zusätze), Hülsenfrüchte (Linsen, Bohnen, Erbsen etc. – getrocknet, tiefgekühlt und aus der Dose, aber ohne weitere Zusätze).
- **Gewürze:** frische oder tiefgekühlte Kräuter, wie Petersilie, Dill, Schnittlauch, Basilikum, Oregano, Thymian und Rosmarin, gekörnte (Bio-)Gemüsebrühe, Meersalz, frisch gemahlener Pfeffer.
- **(Süße) Extras:** dunkle Schokolade (mind. 70 % Kakao), Trockenfrüchte (ungeschwefelt), Kürbiskerne, Mandeln, Sonnenblumenkerne, Honig, Agavendicksaft, Ahornsirup.

TIPP

Gehen Sie nie hungrig einkaufen. Sonst landen viel zu viele Kalorienbomben in Ihrem Einkaufswagen. Am besten schreiben Sie vorher einen Einkaufszettel und essen dazu einen Apfel. So sind Sie gut gerüstet gegen kulinarische Verführungen.

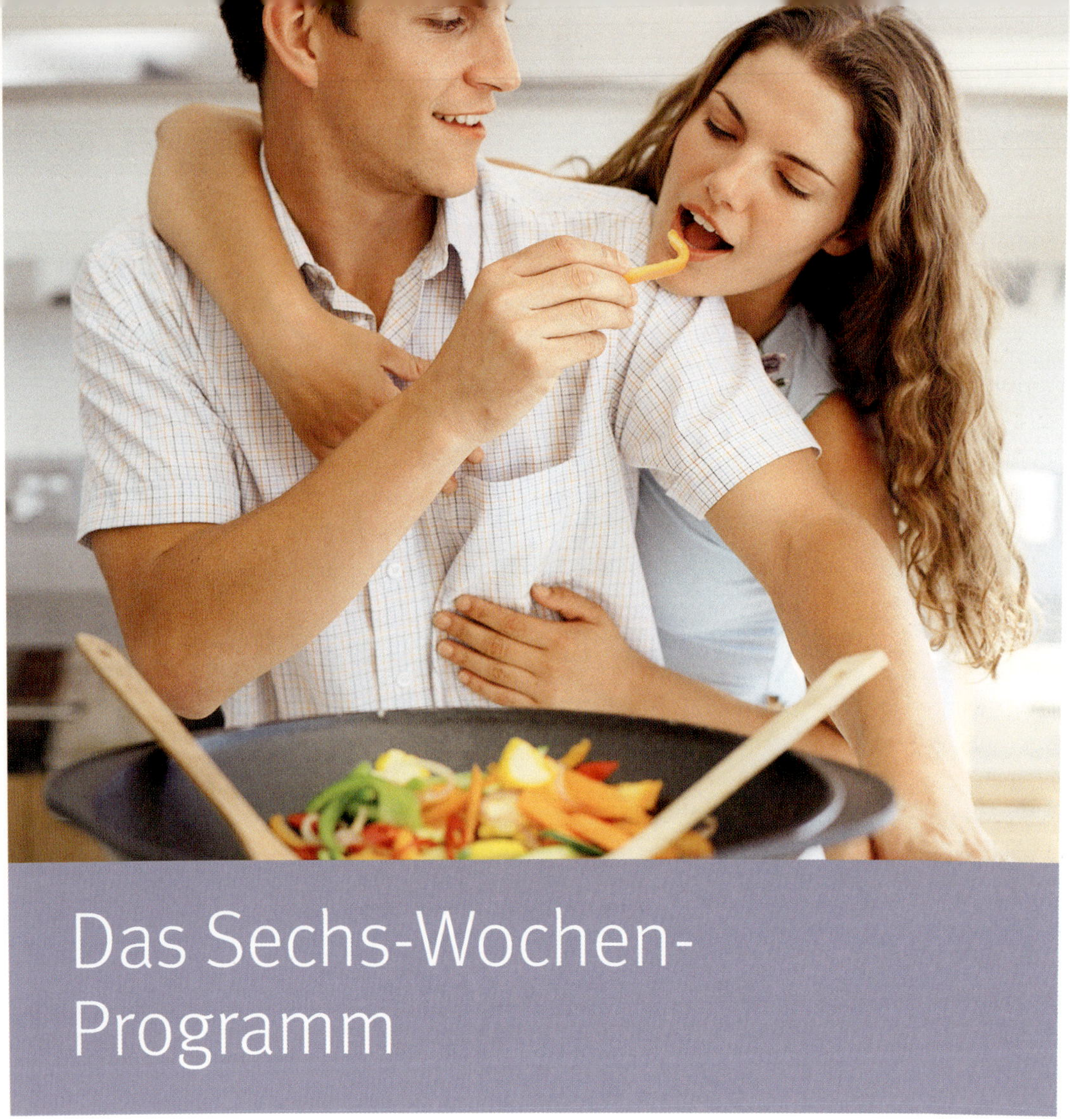

Das Sechs-Wochen-Programm

Jetzt geht es los. Jede Woche unseres Sechs-Wochen-Programms ist einem ganz bestimmten Ziel gewidmet. Auf diese Weise ersetzen Sie Woche für Woche ungesunde Lebensmittel ganz einfach durch gesunde, wohlschmeckende Alternativen. Dadurch wird Ihr Bauchumfang deutlich kleiner – ohne dass Sie sich kasteien müssen. Ganz wichtig: Die Rezepte ab Seite 82 lassen sich gut vorbereiten, sind einfach nachzukochen und eröffnen Ihnen eine völlig neue kulinarische Geschmackswelt.

Keine Sorge, Sie müssen nicht sämtliche Lebensgewohnheiten von einem Tag auf den anderen umkrempeln und nur noch nach starren Vorgaben einkaufen und essen. Kochen Sie, worauf Sie Lust und wozu Sie Zeit haben. Wann immer es geht, verwenden Sie dazu naturbelassene, frische Lebensmittel anstelle von Fertigprodukten. Genießen Sie Ihre Essenszeiten und lassen Sie sich nicht durch den Fernseher, das Radio, die Zeitung oder ein gutes Buch ablenken. Machen Sie aus jeder Mahlzeit ein persönliches Ritual, bei dem Sie sich durch nichts stören lassen – selbst wenn Sie einmal am Schreibtisch essen müssen.

Ernährungsziel für die erste Woche: Mehr komplexe Kohlenhydrate

Um Mehl möglichst lange haltbar zu machen, werden die Außenschichten und der Keim des Getreidekorns entfernt – und mit ihnen alle ernährungsphysiologisch wertvollen Substanzen: Zwischen 50 und 90 Prozent der Vitamine und Mineralien lösen sich so in Staub auf. Weißmehl (Typ 405) besteht in erster Linie aus einfachen Kohlenhydraten und Eiweiß. Alle anderen Inhaltsstoffe, die Getreide für uns so wertvoll machen, sind extrem reduziert: Vitamine (vor allem der B-Gruppe und Vitamin E), Mineralstoffe (wie Eisen, Kalium und Magnesium), Ballaststoffe und pflanzliches Fett. Das Gleiche gilt übrigens für geschälten weißen Reis, der ebenfalls hauptsächlich »leere« Kalorien enthält.

Die erste Regel lautet daher: Ab heute kommen keine Weißmehlprodukte mehr auf den Teller. Halten Sie sich das ganze Programm über daran, am besten auch noch darüber hinaus. Denn im Gegensatz zu seiner industrialisierten Verwandschaft macht gehaltvolleres Vollkornmehl lange satt und regt noch dazu den Stoffwechsel an. Doch Vorsicht: Nicht jedes Brot, das kein Weißbrot ist, ist aus Vollkorn. Es gibt Backmittel, die entsprechend dunkler gefärbt sind. Auch aufgestreute Sonnenblumen- und Kürbiskerne machen aus einem Brot noch keine Vollkornware. Schließlich gehören die Kerne zu den Ölsaaten und nicht zum Getreide. Aus Vollkorn ist ein Brot nur, wenn beim Backen das gesamte Korn mit Schale und Keimling verwendet wurde.

TIPP

Tragen Sie jeden Tag im beiliegenden Folder ein, wie viele »gute« Kohlenhydrate Sie verzehrt haben. Am Anfang sind bereits ein bis zwei Portionen pro Tag super. Mit der Zeit können Sie sich dann langsam steigern.

Der Rhythmus macht's

Kohlenhydrate waren lange Zeit als Dickmacher verschrien. Heute weiß man jedoch, dass es vor allem darauf ankommt, in welcher Qualität, in welcher Kombination und zu welchem Zeitpunkt die Energiebringer gegessen werden.

Frühstück: Gesunde Kohlenhydrate machen munter

Wer morgens Vollkorntoast, Haferflocken und andere Getreidesorten zu sich nimmt, lebt gesünder als ein Frühstücksmuffel – dieses Ergebnis zieht sich durch fast alle Ernährungsstudien. Zudem zeigen Frühstücksanhänger oftmals bessere Leistungen. Das liegt einfach daran, dass der Körper schon zu Tagesbeginn lebenswichtige Vitamine, Mineralien und Ballaststoffe erhält. Schließlich ist ein gesundes Frühstück ein hervorragender Nährstofflieferant – vorausgesetzt Sie greifen nicht zu industriell gefertigten, viel zu süßen Frühstückszerealien, Marmeladen- und Honigbrötchen oder Fertigsnacks.

DIE 10 DO'S UND DON'TS DER KOHLENHYDRATE

Do's (»gute« Kohlenhydrate):

- Obst, Gemüse
- Kartoffeln
- Hülsenfrüchte (getrocknete Erbsen, getrocknete Bohnenkerne, Linsen)
- grobes Vollkornbrot
- Roggenbrot
- Vollkornmehl
- Getreide (Hirse, Amaranth, Grünkern, Haferflocken, Roggen)
- Vollkornnudeln
- Naturreis, Wildreis, Jasminreis, Basmatireis und der runde Arborio für Risotto
- Trockenfrüchte (ungeschwefelt, ungezuckert)

Don'ts (»schlechte« Kohlenhydrate):

- Weißbrot (Pittabrot, Baguette, Breze, Brötchen, Croissant, Weizenbrot, Waffeln)
- Weißmehlnudeln
- polierter Reis
- Bulgur, Couscous (beides aus geschältem Weizen), Puffweizen
- Cornflakes, Honigpops und andere Frühstückszerealien
- Gnocchi
- Kartoffelpüreepulver
- Pommes frites (auch aus dem Ofen)
- Kartoffelchips
- Kuchen und Kekse, Feingebäck

In der Nacht werden die Energievorräte zum großen Teil aufgebraucht. Ein Frühstück füllt sie wieder auf, sorgt für neue Energie und verhindert, dass die Eiweißreserven in den Muskeln angegriffen werden. Zudem regt das Frühstück den Stoffwechsel an; der Körper schaltet nicht auf Energiesparen um. Denn das hätte zur Folge, dass alles, was Sie später am Tag essen, besonders gut verwertet und schneller in Fett umgewandelt würde. Und zu guter Letzt stürzen wir uns nicht voller Heißhunger auf das Mittagessen, wenn wir genug gefrühstückt haben.

SCHON MORGENS TRINKEN

Ebenso wichtig wie das Richtige zu essen ist es, bereits morgens ausreichend zu trinken. Natürlich sind Kaffee oder Tee erlaubt. Trinken Sie aber darüber hinaus ab heute auch ein großes Glas Mineralwasser oder Apfelsaftschorle. Das stabilisiert den Blutdruck und macht munter. Und wer munter ist, bewegt sich schneller. Das wiederum hält schlank – eine weitere Erklärung dafür, warum Frühstücksfreunde seltener unter Übergewicht leiden.

Mittags: Kohlenhydrate + Eiweiß + gesunde Fette = perfekt

Wenn Sie gut und ballaststoffreich gefrühstückt haben und vormittags ausreichend trinken, können Sie sich ohne Bedenken ein üppiges Mittagessen gönnen. Ihr Stoffwechsel hat bis zum Abend noch genug Zeit, um problemlos auch größere Portionen zu verdauen. Ideal ist jetzt eine Mahlzeit, die sich aus komplexen Kohlenhydraten und einem hohen Anteil an Eiweiß sowie etwas Fett zusammensetzt. Dadurch wird zum einen der Stoffwechsel angeregt. Zum anderen stellen Sie Ihrem Körper für die nächsten Stunden wertvolle Energie zur Verfügung. Sie bleiben körperlich und mental leistungsfähig und fit.

Immer zu empfehlen ist Reis oder Pasta mit oder ohne Fleisch und Fisch, dazu ein großer Salat oder Gemüse. Wenn es einmal schnell gehen muss, ist ein belegtes Brötchen eine gute Alternative. Vergessen Sie jedoch nicht, dass Brot sehr energiedicht ist, also relativ viele Kalorien pro Gramm liefert. Gemüse und Obst dagegen sind weniger energiedicht, weil viel Wasser in ihnen steckt. Je mehr Wasser ein Lebensmittel enthält, desto mehr dehnt sich der Magen und desto nachhaltiger ist das Sättigungsgefühl, das es verursacht. Schneiden Sie Ihr Vollkornbrot deshalb möglichst dünn (etwa 5 mm) und belegen Sie es neben fettarmem Käse oder Aufschnitt mit reichlich Tomate, Gurke oder anderer Rohkost.

Abends: Keine Kohlenhydrate, viel Eiweiß

Im Gegensatz zu den früheren Tagesstunden kann unser Körper Kohlenhydrate am Abend nicht mehr ausreichend verwerten; der Organismus schaltet jetzt auf Sparflamme. Pulsfrequenz und Blutdruck sinken, es werden weniger Verdauungssekrete produziert, die Leberleistung und das Wärmebedürfnis dagegen sind erhöht. Je eiweißhaltiger Ihr Abendessen ausfällt, desto besser kann Ihr Stoffwechsel nachts Fett abbauen. Und das bedeutet, dass Sie ganz nebenbei überschüssige »Reserven« entschlacken.
Planen Sie zum Abendessen eine leichte, warme, Mahlzeit mit viel Gemüse, etwas magerem, gedünstetem Fleisch, Fisch oder Tofu und lediglich einer kleinen Portion Kohlenhydrate (Naturreis oder Vollkornpasta) ein. Wenn Sie Ihr Bauchfett möglichst schnell reduzieren wollen, lassen Sie die Kohlenhydrate ganz weg.

UND WAS ESSE ICH AUSSER HAUS?

- Wenn Sie regelmäßig in der Kantine oder im Restaurant essen, achten Sie bei der Auswahl Ihrer Gerichte immer auf die Kombination von gesunden Ballaststoffen, Eiweiß aus Hülsenfrüchten, Fisch oder magerem Fleisch und wenig Fett. Greifen Sie zu Fisch oder Geflügel (ohne Haut) mit viel Gemüse oder Salat, Gemüse- und Fischsuppen. Frittiertes, Gebratenes und Sahnesaucen lassen Sie lieber links liegen. Auch diejenigen Gerichte der gesunden Mittelmeerküche, die mit wenig Fett zubereitet werden, sind zu empfehlen. Ebenso wie die gehobene asiatische Küche, die eine Vielfalt an fettarmen Gerichten aufweist. Vorsicht bei günstigeren Asiaten: Hier wird leider häufig das appetitfördernde Natriumglutamat verwendet.
- Auch für unterwegs gibt es heutzutage viele gesunde Verpflegungsmöglichkeiten, sodass niemand mehr zu Schokoriegeln, Pizzastücken oder süßem Gebäck greifen muss. In fast jedem Supermarkt finden Sie an der Kühltheke sogenannte Smoothies (flüssige Obstmahlzeiten) oder »Chilled food«, also verzehrfertige Salate und Früchte. Auch an vielen Bahnhöfen erhalten Sie Obst oder frisch gepresste Säfte gegen den schnellen Hunger zwischendurch. Für den absoluten Notfall sollten Sie dennoch immer ein paar Scheiben abgepacktes Vollkornbrot, ein Tütchen Studentenfutter und eine Flasche stilles Mineralwasser bei sich haben, um die Zeit bis zur nächsten vernünftigen Mahlzeit zu überbrücken.

Ernährungsziel für die zweite Woche: Fett verbrennen ohne Bier, Wein & Co.

Hätten Sie gedacht, dass schon in einer kleinen Flasche Bier bis zu 200 Kilokalorien stecken? Die schlagen natürlich ganz schön zu Buche. Alkohol ist für unseren Körper zudem ebenso wie Zucker eine schnell zu verbrennende Energieform. Das bedeutet, dass die Kalorien schnell verarbeitet werden, der Blutzucker dabei aber auch im Nu ansteigt. Das wiederum lockt das Insulin, die Fettverbrennung kommt zum Erliegen. Unterstützt wird dieser Prozess noch durch den ebenfalls im Blut verbleibenden Alkohol. Solange der Organismus damit beschäftigt ist, diesen abzubauen, bleibt das Körperfett in seinen Depots gefangen – so lange, bis wir wieder ganz nüchtern sind. Und das kann länger dauern: Im Durchschnitt baut ein Erwachsener pro Stunde nur 0,1 Promille Alkohol ab.

Weil der Blutzuckerspiegel nach kurzer Zeit wieder absackt, stellen sich noch während des Trinkens oder kurz danach plötzlich Gelüste auf Essen ein. Und weil Alkohol enthemmt, fällt der Griff zu Chips, Erdnüssen und Co. nicht einmal besonders schwer. Vielleicht trinken Sie dazu ja gleich noch ein Gläschen? Das treibt zum einen die Kalorienschraube weiter nach oben. Zum anderen wird das Fett aus den Knabbereien von dem erhöhten Insulin auf direktem Weg in die Bauchfettzellen geschleust. Und dort bleibt es erst einmal (siehe oben).

Wenn Sie wirklich abnehmen wollen, sollten Sie Ihre abendlichen Trinkgewohnheiten also drastisch einschränken und gleichzeitig die Zufuhr von kalorienarmen, alkoholfreien Getränken wie Mineralwasser, Kräutertee, grünem Tee oder Apfelschorle verstärken. Dadurch reduzieren Sie in Kürze Ihren Bauchumfang.

TIPP

Sie haben das Gefühl, Sie bräuchten etwas Unterstützung, um das Sechs-Wochen-Programm durchzuhalten? Dann blättern Sie doch einfach einmal auf Seite 126. Dort erfahren Sie, wie Sie mithilfe des feelgood Coach in den Genuss eines individuell auf Ihre Bedürfnisse abgestimmten Coaching-Programms kommen.

Entspannen Sie sich – auf gesunde Art

Keine Frage, ein genussvoller Umgang mit Alkohol kann viel zur Steigerung des Wohlbefindens beitragen. In der mediterranen Esskultur beispielsweise sind geselliges Miteinander und Lebensfreude nahezu untrennbar mit dem berühmten Glas Rotwein verbunden. Doch zur Genussfähigkeit gehört immer auch ein Innehalten im Alltag. Wird Alkohol dazu benutzt, psychische und körperliche Spannungen zu reduzieren, angestaute Aggressionen besser abzubauen oder das unerfüllte Bedürfnis nach Nähe und Geborgenheit auszugleichen, kann man sich schnell an den künstlichen Stimmungsmacher gewöhnen. Nutzen Sie deshalb das Sechs-Wochen-Programm auch dazu, die eigenen Trinkgewohnheiten kritisch zu überprüfen, Ihren Körper zu entlasten und vielleicht die ein oder andere Alternative kennenzulernen, auf gesundheitlich ungefährliche Art zu entspannen.

- Bauen Sie zunächst aber einmal Ihre Alkoholvorräte ab. Verschenken Sie die Flaschen oder verstauen Sie alles so, dass Sie in den nächsten Wochen keinen Zugang dazu haben. So geraten Sie gar nicht erst in die Versuchung, in alte Entspannungsrituale zu verfallen.
- Achten Sie darauf, dass Sie im Alltag auch zwischendurch zur Ruhe kommen können: Gehen Sie in der Mittagspause spazieren, lesen Sie ein gutes Buch oder ziehen Sie sich zu einem kurzen Mittagsschläfchen zurück. Wenn es Ihnen gelingt, den Druck, der tagsüber von allen Seiten auf Ihnen lastet, zu senken, fällt es abends leichter, auch ohne Genussmittel zu entspannen.
- Entwickeln Sie ein abendliches Ritual, das Ihnen hilft, die Sorgen und Anspannungen des Tages hinter sich zu lassen. Sehr gut gelingt dies mit einer großen Tasse dampfenden Tees. Erkundigen Sie sich dazu im Fachhandel nach entspannenden und schlaffördernden Teemischungen.
- Lassen Sie den Tag entspannt ausklingen und sorgen Sie dafür, dass Sie abends Ihre Ruhe haben. Stellen Sie den Anrufbeantworter an und üben Sie sich in Entspannungstechniken, zum Beispiel Progressive Muskelentspannung nach Jacobson, autogenes Training oder Yoga. Statt den Fernseher einzuschalten, zünden sie eine Kerze an, hören Ihre Lieblingsmusik oder lesen. Auch ein warmes Bad mit ätherischen Aromaölen oder eine Fußreflexzonenmassage wirken wahre Wunder. Wichtig ist auch hier die Regelmäßigkeit; nur so schaltet das Gehirn um und nimmt die gewählte Methode als Gewohnheit ins persönliche Verhaltensrepertoire auf.

TIPP

Sie sind eingeladen und möchten nicht nur mit einem Glas Wasser anstoßen? Wenig Kalorien haben trockener Sekt oder Weißwein, Weinschorle oder ein kleines Pils. Von Cocktails und süßen Aperitivs sollten Sie dagegen lieber die Finger lassen.

Ernährungsziel für die dritte Woche: Mehr gesunde Fette

»Fett« – mit diesem Wort assoziieren die meisten von uns erst einmal nur Negatives. Dabei benötigen wir diesen Nährstoff unbedingt, um überhaupt leben zu können. Schließlich gehört es zu den wichtigsten Funktionen der Nahrungsfette, den Körper mit lebenswichtiger Energie zu versorgen. Doch es kommt dabei auf die Qualität an. Und die können Sie selbst als Laie in der Regel leicht erkennen: Je flüssiger ein Fett ist, umso mehr gesunde ungesättigte Fettsäuren sind darin enthalten (siehe auch Seite 51). Rapsöl beispielsweise besteht zu mehr als 50 Prozent aus mehrfach ungesättigten Fettsäuren. Das harte Kokosfett dagegen enthält kaum »gesunde« Inhaltsstoffe, liefert aber mit bis zu 90 Prozent einen sehr hohen Anteil an gesättigten Fettsäuren.

Fette haben häufig keinen ausgeprägten eigenen Geruch und Geschmack. Sie sind jedoch ein sehr wichtiger Träger für Geschmacks- und Aromastoffe anderer Lebensmittel. Sie verstärken den Eigengeschmack der Speisen und steigern auf diese Weise den Genuss am Essen. Daran mag es auch liegen, dass wir von fetthaltigen Nahrungsmitteln oft eine größere Menge verzehren, als wir eigentlich wollten und sollten. Weil Fette die kalorienreichsten Nährstoffe sind, macht sich dieser Überschuss schnell am eigenen Körper bemerkbar.

Fett und Cholesterin

Doch zu viel Fett in der Nahrung macht nicht nur dick. Es erhöht – insbesondere wenn es überwiegend in Form von gesättigten Fettsäuren aufgenommen wird – auch den Cholesterinspiegel. Vor allem das Herz-Kreislauf-Krankheiten fördernde »schlechte« LDL-Cholesterin steigt an.

Cholesterin wird in der Leber gebildet. Es ist zum Beispiel nötig, um Zellmembranen, Hirn- und Nervengewebe aufzubauen. In der Regel kann der Körper ausreichend Cholesterin für seinen eigenen Bedarf bilden; eine zusätzliche Zufuhr aus der Nahrung ist deshalb nicht nötig. Allerdings steckt in unseren Nahrungsmitteln reichlich davon – vor allem in tierischen Lebensmitteln wie Fleisch,

TIPP

Sie können eine Menge Fett und Kalorien sparen, wenn Sie Brote anstatt mit Butter oder Margarine mit Senf, Tomatenmark oder Magerquark bestreichen. Wurst und Käse überdecken den Buttergeschmack ohnehin.

Wurst, Eiern (Eigelb), Vollmilch und Vollmilchprodukten. Zwar gilt aus medizinischer Sicht die Aufnahme von rund 300 mg Nahrungs-Cholesterin täglich als unbedenklich. Tatsächlich jedoch führen die Deutschen ihrem Körper mit der Nahrung weitaus mehr zu: Im Durchschnitt sind es jeden Tag 500 bis 750 mg. Mit gesundheitlichen Folgen: Das Risiko für Herz-Kreislauf-Krankheiten nimmt rapide zu.

Versteckte Fette, geheime Dickmacher

Lebensmittel	Fettgehalt in g
Fleisch	
Brathähnchen	21,9
Hackfleisch (gemischt)	12,5
Lammkotelett	44,0
Schweinekotelett (mittelfett)	12,1
Wurst (Aufschnitt, 30 Gramm)	
Cervelatwurst	13,0
Leberwurst	12,0
Salami	15,0
Käse (30 Gramm)	
Brie (50 % F. i. Tr.)	8,0
Camembert (60 % F. i. Tr.)	10,0
Doppelrahmkäse (60 % F. i. Tr.)	10,0
Gouda (45 % F. i. Tr.)	9,9
Kartoffeln (Zubereitungsart)	
Bratkartoffeln (200 g)	15,0
Kartoffelchips (50 g)	20,0
Pommes frites (150 g)	12,0
Süßes	
Blätterteigstückchen (60 g)	18,0
Kokos-Schokoriegel (65 g)	18,0
Nuss-Nugat-Creme (1 TL, 10 g)	3,0
Sahnetorte (140 g)	35,0
Waffeln (200 g)	24,0

Gutes und schlechtes Cholesterin

Cholesterin wird im Blut in großen fett- und proteinhaltigen Molekülen transportiert, den sogenannten Lipoproteinen. Lipoproteine, in denen mehr Fette als Proteine stecken, gehören zum LDL-Cholesterin (low density lipoprotein). Diejenigen, die mehr Proteine als Fett enthalten, zum HDL-Cholesterin (high density lipoprotein).

Hohe Werte an LDL-Cholesterin erhöhen das Risiko für Fettablagerungen in den Arterienwänden. Dadurch wiederum steigt das Risiko für das Herz und die Herzkranzgefäße betreffende (koronare) Krankheiten. Aus diesem Grund wird LDL oft als »schlechtes« Cholesterin bezeichnet. Hohe Werte an HDL-Cholesterin schützen dagegen vor Herzkrankheiten, es wird aus diesem Grund oft auch »gutes« Cholesterin genannt.

Wegen der unterschiedlichen Auswirkung auf die Gesundheit betrachten Mediziner neben dem Gesamt-Cholesterinwert immer auch das Verhältnis von LDL- zu HDL-Cholesterin sowie die Triglyzeride. Letztere geben Aufschluss über die generell im Blut befindliche Menge an Fettsäuren – und sind somit ebenfalls ein wichtiger Anhaltspunkt für das individuelle Gesundheitsrisiko.

So viel Fett darf sein

Nach den Empfehlungen der Deutschen Gesellschaft für Ernährung (DGE) sollte bei leichter bis mittelschwerer Arbeit der Fettanteil in der täglichen Nahrung etwa 30 Prozent betragen (bezogen auf die gesamte Energiezufuhr). Junge erwachsene Männer sollten demnach nicht mehr als 70 Gramm, junge erwachsene Frauen sogar nur 60 Gramm Fett am Tag zu sich nehmen. Angesichts der Tatsache, dass bereits ein Döner Kebap 35 Gramm Fett enthält (und somit rund die Hälfte der Kalorien aus Fettkalorien bestehen) wird klar, wie schnell die Grenze überschritten ist.
Von dieser Woche an gilt es deshalb, den Fettanteil der Ernährung im Auge zu behalten. Lassen Sie dennoch nicht die Gesamtenergiezufuhr in Bezug auf den individuellen Energieverbrauch außer Acht. Denn auch wer sich fettarm ernährt, kann bei zu energiereicher Kost dem Körper Unmengen an Kalorien zuführen und damit die Rettungsringe am Bauch verstärken.

Die richtige Wahl

Setzen Sie ab heute ausschließlich auf gesunde Fette und ungesättigte Fettsäuren. Bedenken Sie dabei jedoch, dass auch diese dick machen können. Gehen Sie deshalb sparsam mit ihnen um.

NÜSSE UND SAMEN

Nüsse und Samen enthalten neben ungesättigten Fettsäuren wertvolles pflanzliches Eiweiß. Sie sind ideal für Menschen, die sich überwiegend oder ganz vegetarisch ernähren. Im Salat oder über Gemüse gestreut, sättigen sie gut und lange. Weil sie viel Vitamin E enthalten – ein natürliches Antioxidans – sorgen Nüsse und Samen dafür, dass sich an den Wänden der Blutgefäße weniger Plaques ansammeln; das Risiko für Arteriosklerose sinkt. Die ebenfalls reichlich enthaltenen Vitamine der B-Gruppe sind günstig für die Energiegewinnung der Nervenzellen. Leider steckt in den knackigen »Wundermitteln« aber auch eine Menge Fett. Achten Sie bei Ihrer Gesamttagesbilanz darauf.

EMPFOHLENE CHOLESTERINWERTE

- Gesamtcholesterin: unter 200 mg/dl
- LDL-Cholesterin: unter 135 mg/dl
- HDL-Cholesterin: mehr als 45 mg/dl
- Triglyzeride: unter 150 mg/dl

- Verwenden Sie in der Küche hauptsächlich kaltgepresste Öle aus Ölsaaten, also Sesam, Kürbis- oder Sonnenblumenkernen, beziehungsweise aus Ölfrüchten, wie Oliven. Trotz des »Gesundheitsbonus«: Messen Sie Öl immer genau mit einem Löffel ab, das spart Kalorien (1 EL = 10 Gramm, 1 TL = 5 Gramm).
- Das richtige Kochgeschirr hilft ebenfalls beim Fettsparen. Beschichtete Pfannen müssen Sie nur dünn mit Öl auspinseln. Wenn sie vorsichtig und ohne Spülmittel gereinigt werden, können Sie darin sogar ganz ohne Fett braten. Dünsten Sie Gemüse ohne Fett in etwas Brühe oder Salzwasser. Nach dem Garen können Sie dann einige Tropfen kaltgepresstes Öl darüber träufeln, um die Verwertbarkeit der Vitamine zu sichern.
- Salate müssen nicht in Fett ertrinken. Eine hervorragende Basis für das Dressing ist eine Zitronen-Kräuter-Marinade oder fettarmer Joghurt. Verwenden Sie Öl immer sparsam.
- Die wahren Übeltäter jedoch sind die versteckten Fette in vielen Fleisch- und Wurstwaren sowie in Käse und die Trans-Fettsäuren in industriell hergestellten Lebensmitteln (siehe Kasten Seite 51). Rund zwei Drittel der Fettmenge, die wir durch-

DIE 10 DO'S UND DON'TS DER FETTE

Do's

- Lein-, Raps- und Olivenöl
- fettarme Milch und Milchprodukte
- Nüsse
- Samen und Kerne
- Fetter Seefisch (Dorsch, Flunder, Heilbutt, Hering, Makrele, Sprotte, Thunfisch)
- mageres Rindfleisch und Wild
- Sojaprodukte
- Haferflocken
- Avocados
- Oliven

Don'ts:

- Fettes Fleisch
- Fette Wurstwaren
- Butter, Sahne, fetthaltige Milch und Milchprodukte
- Backwaren, Feingebäck
- Frittierte Lebensmittel
- Fastfood
- Süßigkeiten
- Chips und andere Knabbereien
- Sahnesaucen und -dressings
- Milchspeiseeis

schnittlich am Tag aufnehmen, stammt nicht aus reinen Fetten und Ölen, sondern aus fettreichen Lebensmitteln. Werfen Sie deshalb beim Einkaufen stets einen kritischen Blick auf die Verpackung. Dort ist genau aufgelistet, wieviel Gramm Fett in einer Portion beziehungsweise in 100 Gramm enthalten sind. Auch die Zutatenliste gibt Aufschluss: Je weiter vorn Fette oder Öle genannt sind, desto mehr davon ist enthalten.

TIPP

Heißhunger auf Schokolade? Dann verrühren Sie einen gestrichenen Teelöffel Kakaopulver in einer Tasse fettarmer Milch. Das bringt wenig Zucker und Kalorien, schmeckt aber schön schokoladig.

Ernährungsziel für die vierte Woche: Versteckten Zucker meiden

Der Heißhunger auf Süßes untergräbt nicht selten die besten Absichten, sich kalorienärmer zu ernähren. Und das nicht etwa, weil es uns an Selbstdisziplin mangelt. Schließlich können wir die Lust auf süße Kalorien nur bedingt willentlich steuern. Sie wird vielmehr von ganz oben gelenkt: vom Gehirn. Warum unsere Schaltzentrale unter bestimmten Umständen eine ganze Menge Zucker braucht, erklärt die Theorie eines Forscherteams um Prof. Achim Peters von der Medizinischen Fakultät der Universität Lübeck aus dem Jahr 2005. Unser Gehirn ist demnach nicht nur selbstsüchtig (»selfish brain«), sondern auch gierig. Vor allem in puncto Zucker achtet das Gehirn genau darauf, dass es vor den anderen Organen, den Muskeln und dem Fettgewebe an der Reihe ist. Es greift dazu entweder auf Vorräte im Körper zurück oder fordert – sobald diese erschöpft sind – hemmungslos Nachschub.

Stress macht Lust auf Süßes

Tatsächlich ist Zucker für unser Gehirn lebenswichtig; ein Fünftel des gesamten Zuckerangebotes aus der Nahrung wird allein von ihm verbraucht. Heißhunger auf Süßes entsteht allerdings besonders bei Dauerstress. Dabei kann das natürliche Gleichgewicht zwischen der Versorgung aus den körpereigenen Depots und sofortigem Zuckernachschub durch Essen schnell einmal entgleisen. Die Folge: Süß-Heißhunger, der umgehend mit Keksen, Schokolade, Gummibärchen und Co. gestillt werden muss.

Die Beobachtungen der Lübecker Wissenschaftler decken sich mit Studien aus den USA. An der Universität von Kalifornien beobachtete ein Forscherteam, dass Ratten unter Stress ganz gezielt Zucker und Fett fraßen. »Comfort Food« nennen die Psychologen die »entspannenden« Energiebomben und folgern daraus, dass das Stresssystem unseres Körpers ganz im Dienst der Glukosebeschaffung für das Gehirn steht. Eine der ersten Maßnahmen, den Zuckerkonsum zu regulieren, ist deshalb, den Alltagsstress in den Griff zu bekommen – so das Forscherteam. Wer das schafft, für den erübrigt sich der Griff zum einen oder anderen Schokoriegel ganz von allein.

ERFOLGSTIPP

Ein Londoner Forscherteam hat herausgefunden, dass der Duft von Vanille die Produktion des Glückshormons Serotonin ebenso ankurbelt wie Schokolade. Probieren Sie es einfach selbst aus: Wenn Sie das nächste Mal Heißhunger auf Süßes überfällt, schnuppern Sie ausgiebig an ätherischem Vanilleöl.

Schluss mit leeren Kalorien

Eine andere Möglichkeit ist, die »leeren« Kalorien in Form weißen Zuckers möglichst ganz vom Speiseplan zu streichen. Und genau so lautet auch das Ernährungsziel für diese Woche.

Die fragwürdige Besonderheit des Haushalts- oder Kristallzuckers besteht nämlich gerade darin, dass ihm lebenswichtige Inhaltsstoffe nahezu vollständig fehlen. Sowohl der weiße als auch der mit Melasse gefärbte sogenannte braune Zucker enthält weder Eiweiß noch Fett, Ballaststoffe, Vitamine oder Mineralstoffe. Trotzdem ist der Verbrauch von isoliertem Rüben- und Rohrzucker in Deutschland enorm: So entfielen jüngst vom gesamten Zuckerverbrauch allein 20,4 Prozent auf Haushaltszucker. Der derzeitige Pro-Kopf-Verbrauch von Haushaltszucker in Deutschland liegt bei rund 6,3 kg im Jahr. Und dabei ist noch gar nicht mitgerechnet, dass beinahe 80 Prozent des inländischen Zuckerabsatzes in Form von Verarbeitungserzeugnissen, wie Erfrischungsgetränken, Süß- oder Backwaren verzehrt werden. Insgesamt beträgt der Pro-Kopf-Verbrauch damit 34,3 kg Zucker pro Jahr. Das entspricht umgerechnet rund 137 200 Kilokalorien.

Gesunde Alternativen suchen

Auch wenn Sie ab heute auf Zucker achten, müssen Sie keineswegs auf den süßen Geschmack verzichten. Der Schlüssel zum Erfolg liegt wie beim Fett darin, gefährliche Klippen (versteckte Zucker) zu umschiffen und den Appetit auf Süßes mit komplexen Kohlenhydraten zu stillen – zum Beispiel mit süßem, reifem

Obst, mit ungeschwefelten Trockenfrüchten oder mit einem Löffel Honig im Tee. Solange Sie auf ein mäßiges und stabiles Zuckerangebot in der Nahrung achten, sind Ihr Gehirn und Ihr Körper zu jedem Zeitpunkt optimal versorgt. Allerdings kommt es wie so oft auf die richtig Wahl an. Denn unsere Nervenzellen können zur Energiegewinnung nur Traubenzucker verwerten. Dass Gemüse und Obst dabei allen anderen Zuckerquellen vorzuziehen sind, liegt an ihrem Gehalt an wertvollen Mineralstoffen, Spurenelementen und Vitaminen. So wirken beispielsweise die in ihnen enthaltenen Vitamine C, E und die Vitamin-A-Vorstufe Betakarotin als Radikalfänger, die bei Sauerstoffvorgängen im Gehirn entstehende freie Radikale unschädlich machen (siehe auch Kasten). Damit funktioniert das Gehirn optimal und der Süßhunger löst sich wie von selbst in Luft auf.

Fruchtzucker: geheimer Dickmacher

Viele Lebensmittel sind heute mit Fruchtzucker (Fruktose) gesüßt. »Natürliche Süße«: Das klingt zwar gesund und harmlos, doch hinter dem Begriff steckt nichts anderes als ein weiterer Dickmacher. Denn auch dieser Einfachzucker stört den Zuckerstoffwechsel, belastet die Leber und kann bei übermäßigem Genuss zu Übergewicht führen. Frisches Obst, in dem ja auch Fruchtzucker steckt, können Sie zwar bedenkenlos verzehren. Schließlich enthalten Früchte auch reichlich sättigende Ballaststoffe, Vitamine und Spurenelemente. Ist der Fruchtzucker als Süßungmittel jedoch anderen Lebensmitteln beigemischt, wie Joghurt, Gebäck, Ketchup oder Getränken, wird es heikel. Eine Untersuchung des Deutschen Instituts für Ernährungsforschung (DIfE) zeigte, dass Versuchstiere, denen Fruktoselösung gegeben wurde, mehr Körperfett zulegten und höhere Leberwerte aufwiesen. Das Problem: Fruktose aktiviert wie Insulin eine Reihe von

IM KAMPF GEGEN FREIE RADIKALE

Bei allen Stoffwechselprozessen im Körper entstehen Sauerstoffmoleküle: sogenannte freie Radikale. Diese erfüllen in gesunder Konzentration lebenswichtige Aufgaben. Allerdings können Stress, Ernährungsmängel, Nikotin und Alkohol zu einer unkontrollierten Produktion freier Radikale führen. Übersteigt sie ein gesundes Maß, werden wichtige Funktionen und Strukturen im Körper wie Zellmembranen oder DNA gestört und zerstört. Es kommt zu Krankheiten und wir altern vorzeitig. Sogenannte Antioxidanzien – bestimmte Vitamine, Mineralien, Enzyme und Pflanzenstoffe – machen die Sauerstoffverbindungen unschädlich.

Schlüsselenzymen der Fettsäuresynthese. Sie gelangt nach dem Verzehr nicht in die Zellen, sondern direkt in die Leber, wo sie auch ohne Insulin in Fettsäuren umgewandelt wird. Dazu kommt, dass sich kein Sättigungsgefühl einstellt; der Appetit auf Süßes bleibt bestehen.

Vorsicht vor versteckten Zuckern

Sicher, dass Gummibärchen, Lollis und Feingebäck hautsächlich aus Zucker bestehen, wissen wir alle. Die Lebensmittelindustrie setzt Zucker jedoch in vielen Produkten als günstigen Geschmacksträger ein. Und so kommt es, dass sogar in herzhaften Lebensmitteln reichlich davon stecken kann. Wenn Sie beim Einkaufen einige Dinge beachten, können Sie die versteckten Zucker jedoch problemlos entlarven.

> Pommes frites aus der Tiefkühltruhe sowie paniertes Fleisch, Geflügel und Fisch enthalten reichlich Zucker. Er sorgt beim Backen oder Braten für eine leckere braune Kruste.

> Schauen Sie immer erst auf die Zutatenliste: Je weiter vorn Zucker genannt wird, desto mehr davon ist enthalten. Vor allem bei Würzsaucen sollten Sie vorsichtig sein, da diese häufig mit Zucker versetzt sind. Ein Esslöffel Ketchup enthält beispielsweise zwei ganze Stücke Würfelzucker. Auch Barbecue- und Cocktailsaucen sowie Senf werden gesüßt.

> Wahre Zuckerbomben können Früchte aus der Dose sein. Eine Konserve kann umgerechnet rund 30 Stücke Würfelzucker enthalten. Dadurch bleiben die Früchte nämlich länger haltbar. Vitamine, Mineralstoffe und sekundäre Pflanzenstoffe sind dagegen meist keine enthalten.

> Achten Sie bei der Zutatenliste auf Wörter mit den Endungen -sirup, -ose oder -dextrin. Dahinter versteckt sich nichts anderes als Zucker.

> Achtung bei Fruchtjoghurts: Bei vielen Herstellern stecken schon in einem gewöhnlichen 150-Gramm-Becher bis zu sechs Stücke Würfelzucker. Greifen Sie lieber zu Naturjoghurt und schneiden Sie frische Früchte hinein – das schmeckt genauso gut, ist aber viel gesünder.

VORSICHT, MÜSLIRIEGEL

Die Werbung will uns zwar weismachen, dass die kleinen Powerriegel den Hunger zwischendurch auf sehr gesunde Art stillen und reichlich Kraft schenken. In Wirklichkeit jedoch stecken in den meisten Riegeln extrem viel Zucker und Fett – sie sind also wahre Kalorienbomben. Und sie treiben den Blutzuckerspiegel ziemlich schnell nach oben, was nur kurzzeitig Energie gibt. Sinkt er ab, ist der Hunger wieder da.

- Selbst Produkte mit dem plakativen Hinweis »ohne Zucker« sind nicht unbedenklich. Meist bedeutet dieser Zusatz nämlich lediglich, dass bei der Herstellung auf die Zugabe von raffiniertem Haushaltszucker verzichtet wurde. Der Zucker liegt hier häufig in anderer Form als Glukosesirup, Saccharose, Laktose oder Maltose vor (siehe oben). Finger weg heißt es auch bei Produkten mit künstlichen Süßstoffen. Sie haben den großen Nachteil, dass sie äußerst appetitanregend wirken können. Der vermeintliche Kalorienvorteil wird dadurch ziemlich schnell wieder wettgemacht.
- Ganz wichtig, wenn Sie Süßes genießen möchten: Tun Sie es bewusst und nicht nebenbei. Suchen Sie sich (in Maßen!) alternative Süßmittel aus, wie Ahornsirup, Birnenkraut oder Agavendicksaft. Vergessen Sie aber nicht, dass es aus ernährungsphysiologischer Sicht wenig bedeutsam ist, ob Sie zum Süßen weißen Zucker oder alternative Süßmittel verwenden; in allen steckt Zucker, (fast) alle setzen den Insulinkreislauf im Körper in Gang. Aber zumindest enthalten die natürlichen Süßungsmittel noch wertvolle Zusatzstoffe wie Mineralstoffe, Spurenelemente, Vitamine oder Enzyme.

DIE 10 DO'S UND DON'TS DER SÜSSEN SACHEN

Do's

- Dicksäfte (Apfel, Birne, Agave)
- Carob
- Ahornsirup
- Zuckerrübensirup
- Honig
- dunkle Schokolade (mind. 70 % Kakako)
- 100%-iger Fruchtsaft
- Obst
- Gemüse
- Vollkorngetreide

Don'ts:

- Würzsaucen (Ketchup, süßer Senf etc.)
- Cola, Limonade
- Fruchtnektare, Fruchtsaftgetränke
- Fruchtjoghurt
- Süßigkeiten
- Frühstückszerealien (gesüßt, aus Weißmehl)
- Müsliriegel
- Vollmilchschokolade
- Backwaren, Feingebäck
- Fastfood

TIEFKÜHL- CONTRA DOSENKOST

Tiefkühlgemüse ist besser als sein Ruf. Denn die Ware wird direkt nach der Ernte eingefroren; das bewahrt Vitamine und Co. Anders ist es bei Konserven: Hier wird das Gemüse bei der Produktion erhitzt und enthält so kaum mehr wichtige Inhaltsstoffe (Ausnahme: Tomaten).

Ernährungsziel für die fünfte Woche: Mehr Obst und Gemüse

Die mediterrane Küche genießt ihren exzellenten Ruf nicht nur aufgrund ihrer kulinarischen Qualitäten, sondern auch wegen ihrer gesundheitlichen Vorzüge. Tomaten, Paprika, Zucchini, Auberginen und Co. sind nur einige der gesunden Zutaten für köstliche Gerichte in den verschiedensten Variationen. Sie liefern lebenswichtige Nährstoffe und Ballaststoffe, sind so gut wie fettfrei und haben bis auf wenige Ausnahmen kaum Kalorien. Das Gleiche gilt für frisches Obst, das im Süden häufig den Nachtisch ersetzt oder als kleine Zwischenmahlzeit dient.

Aus diesem Grund leisten sowohl Obst als auch Gemüse nicht nur einen entscheidenden Beitrag bei der Gewichtsreduktion. Sie spielen auch im Hinblick auf unsere Gesundheit, Leistungsfähigkeit und bei der Vorbeugung von Krankheiten eine wichtige Rolle. So gilt heute beispielsweise als gesichert, dass die Umstellung auf eine obst- und gemüsereiche Ernährung das Diabetes-Risiko ebenso deutlich mindern kann wie bestimmte Entzündungsmarker im Blut.

KÖNNEN OBST UND GEMÜSE KRANKHEITEN VERHINDERN?

Die EPIC-Studie (European Prospective Investigation into Cancer and Nutrition) ist eine Langzeitstudie mit über 500 000 anfangs gesunden Studienteilnehmern. Das ursprüngliche Ziel war es, den Zusammenhang zwischen Ernährung und Krebs zu beleuchten.

Da dabei Körpermaße und Daten zur körperlichen Aktivität erhoben werden, beschäftigt sich die Studie auch intensiv mit dem Krankheitsbild des Diabetes mellitus. Die aktuellen Ergebnisse der EPIC-Studie zeigen, dass sich bei Menschen, die viel Obst und Gemüse essen, das Diabetes-Risiko um 70 Prozent reduziert. Darüber hinaus ist anzunehmen, dass sich durch die in Obst und Gemüse enthaltenen Vitamine unter bestimmten Bedingungen sogar das Krebsrisiko verringern lässt.

Gesundheitspakete aus der Natur

Frisches Obst und Gemüse ist reich an natürlichen Ballaststoffen und reguliert so eine gesunde Verdauung. Sie helfen nicht nur abzunehmen und/oder das Wunschgewicht zu halten, sondern liefern auch ein echtes Gesundheitspaket in Form von Vitaminen, Mineralstoffen und sogenannten sekundären Pflanzeninhaltsstoffen (SPS). Insbesondere letztere – Substanzen, die die Pflanzen als Abwehrstoffe gegen Schädlinge und Krankheiten bilden – wirken antimikrobiell, cholesterinsenkend, entzündungshemmend und antioxidativ. Frisches Obst und Gemüse sind also rundherum gesundheitsfördernd.

Antioxidative Wirkstoffe

Übersteigt die Bildung aggressiver Sauerstoffmoleküle im Körper (siehe auch Kasten Seite 69) durch Umweltbelastung, ungünstige Ernährungsgewohnheiten, Rauchen, Stress, Medikamente oder UV-Strahlung ein gesundes Maß, bezeichnen Mediziner diesen Prozess als »oxidativen Stress«. Die aggressiv wirkenden freien Radikale stören und zerstören dann wichtige Funktionen und Strukturen im Körper. Die sogenannten oxidativen Schäden sind unter anderem verantwortlich für die koronar Herzkrankheit, die Alzheimer-Krankheit und verschiedene Krebserkrankungen.
Es gibt in der Natur jedoch antioxidative Wirkstoffe, die der Produktion von freien Radikalen entgegenwirken und so das natürliche Gefüge im Gleichgewicht halten. Zu diesen Antioxidanzien zählen Vitamin A, C und E, bestimmte Enzyme und die sekundären Pflanzenstoffe, wie Carotinoide aus Paprika, Karotten, Spinat und Feldsalat, Sulfide aus Zwiebelgewächsen (vor allem Knoblauch) oder Polyphenole aus Äpfeln, Kirschen, Zitrusfrüchten, Weintrauben, Brokkoli und Endiviensalat. Sie alle machen die aggressiven Sauerstoffverbindungen unschädlich.

PIZZA LIGHT

Sie lieben Pizza, essen aber nur ungern Rohkost? Kein Problem. Das nächste Mal rollen Sie den Hefeteig ganz dünn aus und belegen ihn üppig mit Tomaten, Zwiebeln, Knoblauch, Zucchini, Pilzen, Mais und Co. Auch gut: Nur mit Tomatensauce einstreichen, backen und die heiße Pizza mit frischem Rucola belegen. Wichtig: Statt fettem Käse lieber getrocknete Kräuter auf die Pizza streuen.

Fünf am Tag

»5-mal täglich Obst und Gemüse« lautet die Empfehlung einer Kampagne der Deutschen Gesellschaft für Ernährung (DGE). Laut dieser sollten Sie dadurch den täglichen Obst- und Gemüseverzehr auf 300 bis 400 Gramm steigern. Die DGE empfiehlt im Speziellen sogar drei Portionen beziehungsweise 375 Gramm Gemüse – davon etwa die Hälfte als Rohkost, die andere kurz gegart oder bissfest gedünstet – und zwei Portionen oder 250 bis 300 Gramm Obst – am besten frische Saisonware. Noch einfacher lässt sich die folgende Faustregel merken: Die Hälfte einer jeden Mahlzeit sollte aus Obst und Gemüse bestehen. Wenn auch Sie diese Regel ab heute beherzigen, stellen Sie eine entscheidende Weiche auf dem Weg zu Ihrem Wunsch-Bauchumfang.

WICHTIG

So gesund Obst und Gemüse auch sind: Es gibt ein paar Sorten, bei denen Sie aufgrund ihres hohen Kaloriengehalts besser Maß halten sollten, zum Beispiel bei Avocado, Bananen und Trauben.

Obst und Gemüse gehören dazu

Sie mögen kein Grünzeug und zählen sich selbst eher zu den Obst- und Gemüsemuffeln? Dann haben Sie wahrscheinlich einfach noch nicht die richtige Sorte gefunden. Das Schöne an Obst und Gemüse ist, dass das Angebot ungeheuer reichhaltig und vielfältig ist. Probieren Sie deshalb einfach die verschiedenen Sorten durch, bis Sie Ihre Favoriten entdeckt haben. Ideal ist dabei eine Mischung nach dem sogenannten Ampelprinzip: Bei rotem, gelbem und grünem Obst und Gemüse weist jede Farbe auf einen anderen gesunden Inhaltsstoff hin. Wenn Sie einen Mix daraus verzehren, versorgen Sie Ihren Körper mit einer Vielzahl an wichtigen Nährstoffen.

DIÄT-TREND: VOLUMETRICS

Aufgrund ihres hohen Wassergehalts von 75 bis 95 Prozent enthalten Obst und Gemüse kaum Kalorien, machen gut satt und sorgen für viel Geschmack auf dem Teller. Bei Volumetrics spielen Obst und Gemüse deshalb eine große Rolle. Das Besondere an dieser Diät sind volumenreiche, also durchaus üppige Portionen von Lebensmitteln mit niedriger Energiedichte. Dazu wird reichlich getrunken, da einige Lebensmittel erst mit der Aufnahme von Wasser gut im Magen aufquellen. Das wiederum sorgt für ein ausreichendes Volumen und dem Gehirn wird signalisiert: Der Bauch ist gefüllt, jetzt bin ich satt und zufrieden.

Und so gelingt der Umstieg:

- Beginnen Sie schon beim Frühstück mit »Fünf am Tag«, indem Sie frisches Obst ins Joghurt oder Müsli schneiden.
- Lagern Sie am Arbeitsplatz immer ein paar Äpfel, Bananen, Birnen oder Orangen als gesunde Zwischenmahlzeit. Auch gut: Möhren, Paprika oder Kohlrabi.
- Auch zu Hause sollten Sie immer frisches Obst und Rohkost griffbereit haben.
- Ein Glas 100-prozentiger Frucht- oder Gemüsesaft schmeckt gut, liefert wertvolle Nährstoffe und kann so durchaus eine Portion Obst oder Gemüse am Tag ersetzen. Vorsicht: Als Durstlöscher ist Saft eindeutig zu kalorienreich. Verdünnen Sie ihn besser im Verhältnis 1:2 mit Leitungs- oder Mineralwasser (1 Teil Saft, 2 Teile Wasser).
- Essen Sie mittags einen großen Salatteller oder einen kleinen Salat und eine große Portion Gemüse.
- Garen Sie Gemüse schonend und dünsten Sie es mit wenig Fett und Salz. Frische Kräuter und Gewürze machen Gemüsegerichte schmackhaft und abwechslungsreich.
- Bieten Sie Gästen als Snack statt fettigen, salzigen Knabbereien klein geschnittenes Gemüse mit einem leichten Dip aus Kräuterquark, Knoblauchjoghurt oder körnigem Frischkäse an.

Einkaufsguide für Obst und Gemüse

- **Öko ist am besten:** Geben Sie Obst und Gemüse in Bio-Qualität den Vorzug. Nur im ökologischen Anbau wird auf den Einsatz von gesundheitsschädlichen Pestiziden verzichtet.
- **Saisonal einkaufen:** Wenn Sie Obst und Gemüse aus der Region während ihrer natürlichen Erntezeiten einkaufen, ist die Ware nicht nur besonders frisch, sondern meist auch günstiger. Da lange Lagerzeiten überflüssig sind, ist außerdem der Vitamingehalt größer. Und die Ware ist weniger schadstoffbelastet; müssen lange Transportwege zurückgelegt werden, wird Obst und Gemüse vor oder nach dem Transport oftmals noch chemisch behandelt. Vorsicht auch bei Treibhausware: Die Pflanzen weisen oft deutlich höhere Nitratwerte auf als Freilandware.

TIPP

Bewahren Sie Gemüse nicht zu lange im Kühlschrank auf. Es bleibt dort zwar äußerlich frisch, verliert aber mit jedem Tag wichtige Vitamine und Mineralstoffe.

Ernährungsziel für die sechste Woche: Weiter so in der Festigungswoche

Sie haben es in den letzten Wochen sicher am eigenen Leib erfahren: Mit dem Sechs-Wochen-Programm können Sie Ihren Körper umfassend neu gestalten. Zwar lässt sich an Körpergröße und Knochenbau nichts ändern, an der Körperform allerdings schon. Wie Sie aussehen möchten, entscheiden Sie allein dadurch, wie Sie sich in Zukunft ernähren. Schließlich sollten Sie ab dieser Woche in der Lage sein, alle Ernährungsziele, die Sie bisher angepeilt haben, umzusetzen.

Sie haben sich in den letzten Wochen von einer ganzen Menge ungünstiger Ernährungsgewohnheiten verabschiedet und diese durch gesunde Ess- und Trinkgewohnheiten ersetzt. Sie essen keine einfachen Kohlenhydrate mehr und trinken keinen beziehungsweise nur sehr wenig Alkohol. Dafür kommen regelmäßig Obst und Gemüse, gesunde Fette und Vollkornprodukte auf den Tisch. Damit verfügen Sie über eine reichhaltige Auswahl an wohlschmeckenden Nahrungsmitteln, die es Ihnen leicht machen sollten, auch weiter am Ball zu bleiben. Vielleicht haben Sie es sogar geschafft, für etwas mehr Bewegung und körperlichen Ausgleich zu sorgen. Dann sind Sie wirklich auf der sicheren Seite.

MEHR BEWEGUNG

Sie haben alle Ernährungsziele erreicht? Gratulation! Vielleicht haben Sie jetzt genug Power, auch noch ein gezieltes Bewegungsprogramm in Ihren Alltag zu integrieren. Machen Sie es wie in den letzten Wochen: Überfordern Sie sich nicht, sondern gehen Sie Schritt für Schritt voran.

Dranbleiben ist alles

Gewohnheiten werden jedoch erst dann zur Selbstverständlichkeit, wenn wir Sie stetig wiederholen und so regelrecht einüben. Das betrifft das Essen und Trinken genauso wie das Sporttreiben und die tägliche Entspannung. Nur durch die Wiederholung lernt unser Gehirn um. Machen Sie sich deshalb immer wieder die entscheidenden Schritte auf dem Weg zu einer attraktiven Körpersilhouette und einem gesunden Leben bewusst:

- Setzen Sie sich realistische Ziele.
- Welche Vorteile haben Sie, wenn Sie Ihr Ziel erreichen?
- Was wollen Sie Ihrem Ziel zuliebe langfristig an Kraft investieren?
- Planen Sie jeden Tag genau ein, was Sie für sich tun wollen. Machen Sie sich dabei auch bewusst, welche möglichen Hindernisse auftauchen können.

- Versuchen Sie Motivationskiller schon im Vorfeld auszubremsen: »Ich bleibe am Ball, auch wenn ich heute einmal nicht so gut gelaunt bin.«
- Selbst wenn Sie ein Rückfall in alte Gewohnheiten heimsucht, ermutigen Sie sich weiterzumachen.
- Seien Sie stolz auf sich und das, was Sie bereits erreicht haben.
- Sprechen Sie mit Freunden und Kollegen über Ihr Fett-weg-Projekt. Unterstützung von außen ist wichtig.
- Und: Wenn Sie an sich glauben, schaffen Sie alles.

Freie Tage helfen beim Durchhalten

Mit dem Sechs-Wochen-Programm haben Sie alle Ernährungsziele erreicht, die auch in dem erfolgreichen Minimalprogramm »2 plus 2 und 4« eingesetzt werden, mit dem bereits mehr als 200 000 Klienten gecoacht wurden. Dieses Konzept besteht aus einem minimalen Bewegungsprogramm kombiniert mit den Zielen des Sechs-Wochen-Programms aus diesem Buch. Zweimal pro Woche trainieren Sie dabei mindestens 20 Minuten lang die Ausdauer, zweimal im gleichen Umfang die Muskulatur. »Und 4« ergänzt die Formel: An vier Tagen pro Woche sollten Sie sich beim Essen und Trinken konsequent an die anvisierten Ernährungsziele halten. Die verbleibenden drei Tage der Woche haben Sie »frei«. Mithilfe dieser »freien« Tage sind Sie auch auf lange Sicht extrem motiviert, gesünder zu leben und so Ihren Wunsch-Bauchumfang zu erreichen. Schließlich sollen (und wollen) Sie ja einen Zugewinn an Lebensqualität erleben.

Die Wirksamkeit des Programms haben Untersuchungen an der Sporthochschule Köln, der Universität Gießen und der Deutschen Gesellschaft für präventive Medizin eindrucksvoll bestätigt. Insbesondere Bewegungsmuffel und Fastfood-Fans, die bisher einem gesunden Lebensstil so gar nichts Angenehmes abgewinnen konnten, wird der Weg zu einer besseren Figur erleichtert. Mit kleinstmöglichem Zeitaufwand erreichen sie den größtmöglichen gesundheitlichen Nutzen. Sie werden fitter, steigern ihre Leistungsfähigkeit, schmelzen unerwünschte Fettreserven und sind wieder mit ihrem Spiegelbild zufrieden. Was wollen Sie mehr?

TIPP

Sollten Sie trotz eines ausgewogenen Mittagessens nachmittags Appetit bekommen und Gefahr laufen, in ein körperliches und geistiges Tief zu sacken, essen Sie ein paar Schnitze frisches Obst oder einige geschälte Mandeln.

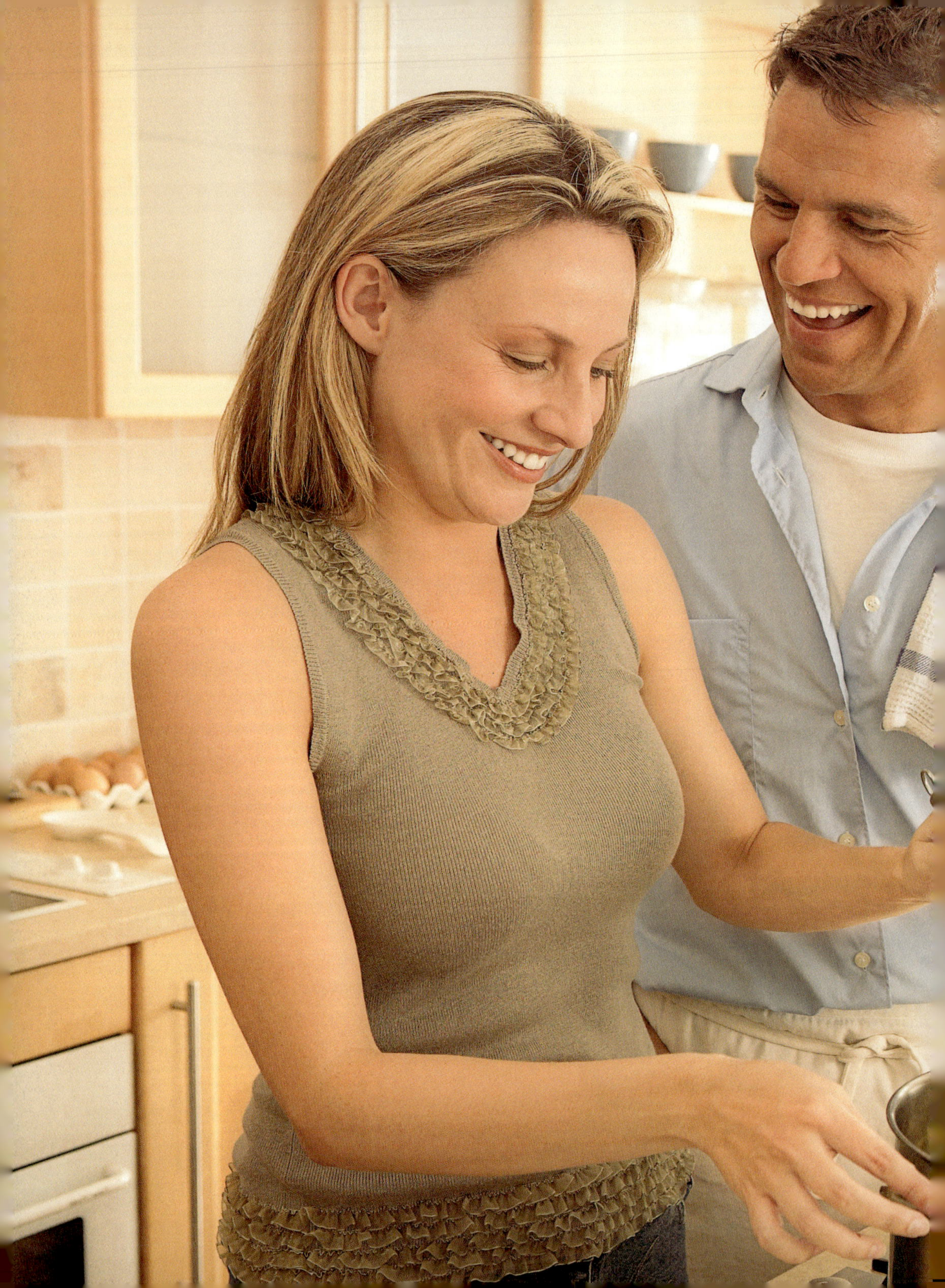

WEG MIT DEM BAUCHFETT

Ausgewogen essen macht schlank, fit und hält gesund. Mit den richtigen Zutaten und ausgefallenen Rezepten reduzieren Sie Ihren Bauchumfang mit Genuss.

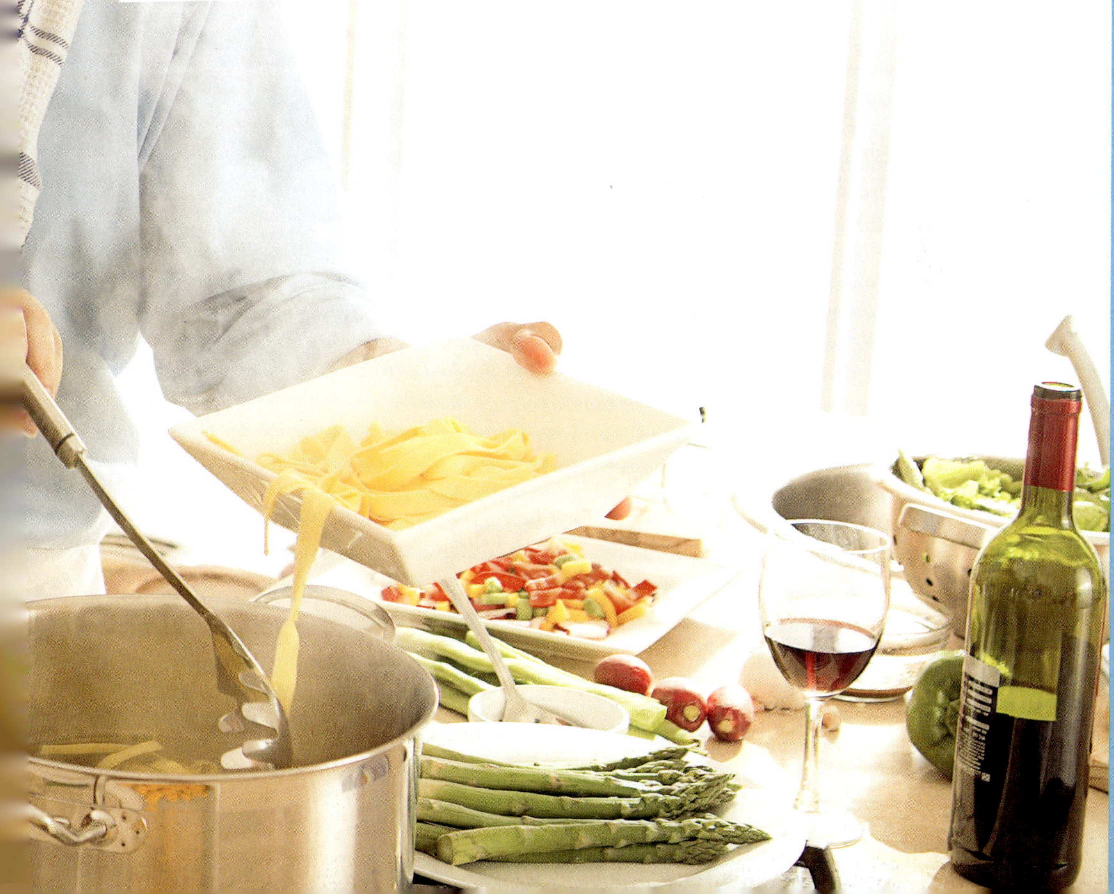

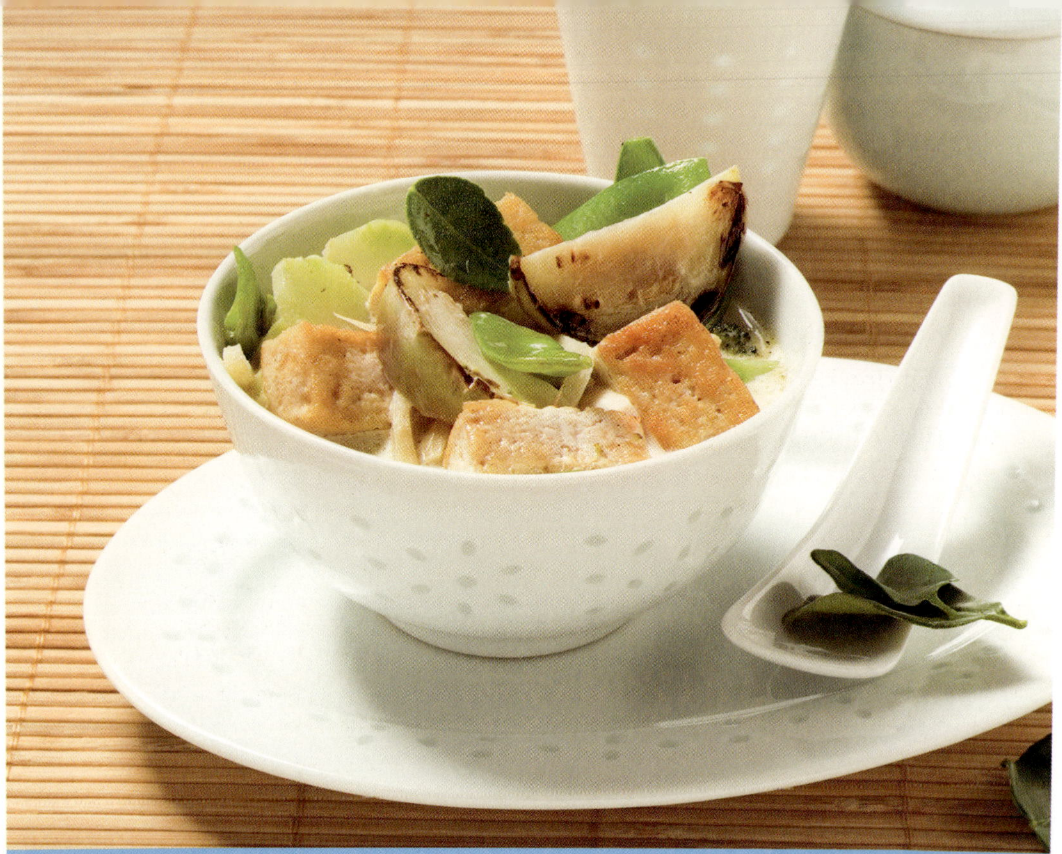

Die besten Rezepte

Wenn Sie sich auf Dauer fettarm, protein- und ballaststoffreich ernähren, fällt es leicht, überflüssige Pfunde zu verlieren und das neue Gewicht zu halten. Mit hochwertigem (Bio-)Fleisch, Fisch, Eiern und Olivenöl zapfen Sie die gesündesten Fett- und Proteinquellen an. Kombinieren Sie dazu viel Obst und Gemüse sowie gesunde Vollkorn- und fettarme Milchprodukte. Dann versorgen Sie Ihren Körper mit allen wertvollen Inhaltsstoffen, die er braucht, entlasten ihn und gewinnen noch dazu an Energie.

Schlemmen Sie sich schlank

Die Deutsche Gesellschaft für Ernährung hat ihre klassischen zehn Ernährungsregeln an die aktuellen Tendenzen und Probleme unserer Gesellschaft angepasst. Versuchen Sie die folgenden Regeln als Grundlage für Ihre neue, leichtere Ernährungs- und Lebensweise in Ihren Alltag zu integrieren:

1. Genießen Sie die Vielfalt der Nahrungsmittel. Die wichtigsten Merkmale einer ausgewogenen Ernährung sind eine abwechslungsreiche Auswahl sowie die geeignete Kombination und angemessene Menge nährstoffreicher und energiearmer Lebensmittel. So wie bei den Rezepten auf den folgenden Seiten.
2. Essen Sie reichlich Getreideprodukte. Brot, Nudeln, Reis und Getreideflocken aus Vollkorn, aber auch Kartoffeln enthalten kaum Fett. Dafür stecken in ihnen reichlich Vitamine, Mineralstoffe, Spurenelemente, Ballaststoffe und sekundäre Pflanzenstoffe. Kombinieren Sie diese Nahrungsmittel am besten mit fettarmen Zutaten.
3. Genießen Sie fünf Portionen Gemüse und Obst am Tag – frisch oder nur kurz gegart, am besten zu jeder Mahlzeit.
4. Setzen Sie jeden Tag fettarme Milch und Milchprodukte auf Ihren Speiseplan; ein- bis zweimal in der Woche sind in Maßen auch Fisch, Fleisch, magere Wurst und Eier erlaubt.
5. Sparen Sie an Fett und fettreichen Lebensmitteln. Bevorzugen Sie pflanzliche Öle und Fette.
6. Genießen Sie Zucker und Salz stets in Maßen.
7. Trinken Sie mindestens zwei Liter Wasser und andere kalorienarme Getränke pro Tag. Konsumieren Sie Alkohol nur gelegentlich und in kleinen Mengen.
8. Garen Sie alle Gerichte bei möglichst niedrigen Temperaturen – soweit möglich nur kurz, mit wenig Wasser und wenig Fett. Das bewahrt das natürliche Aroma und schont die Nährstoffe.
9. Nehmen Sie sich Zeit und genießen Sie Ihr Essen. Bewusstes Essen hilft, ein gesundes Sättigungsgefühl zu entwickeln.
10. Bleiben Sie in Bewegung. Eine ausgewogene Ernährung und ausreichend körperliche Aktivität gehören bei einem gesunden Lebensstil »ohne Bauch« einfach zusammen.

GENUSSKÜCHE

Die Rezepte auf den folgenden Seiten spiegeln die Richtlinien der DGE wider. Das Beste aber: Sie sind nicht nur ernährungsphysiologisch sorgfältig aufeinander abgestimmt. Sie lassen sich überdies schnell und einfach zubereiten und stellen selbst verwöhnte Feinschmeckergaumen zufrieden.

WICHTIG
Alle Rezepte in diesem Buch sind für 2 Personen berechnet.

Rezepte für das Frühstück

Nach der nächtlichen Fastenpause braucht Ihr Körper erst einmal eine gute Portion Energie, um wieder auf Hochtouren zu kommen. Setzen Sie dabei vor allem auf hochwertige Kohlenhydrate, mageres Eiweiß und gesunde Vitamine und Mineralstoffe. Ob Müsli, Vollkornbrot mit Aufstrich oder Omelett: Auf den folgenden Seiten finden morgendliche Naschkatzen genau so viele Anregungen wie Anhänger eines herzhaften Frühstücks. So starten Sie garantiert fit in den Tag.

Keine Zeit für ein ausgiebiges Frühstück? Ein Shake wie die Beerenbombe liefert auch auf die Schnelle viel Energie.

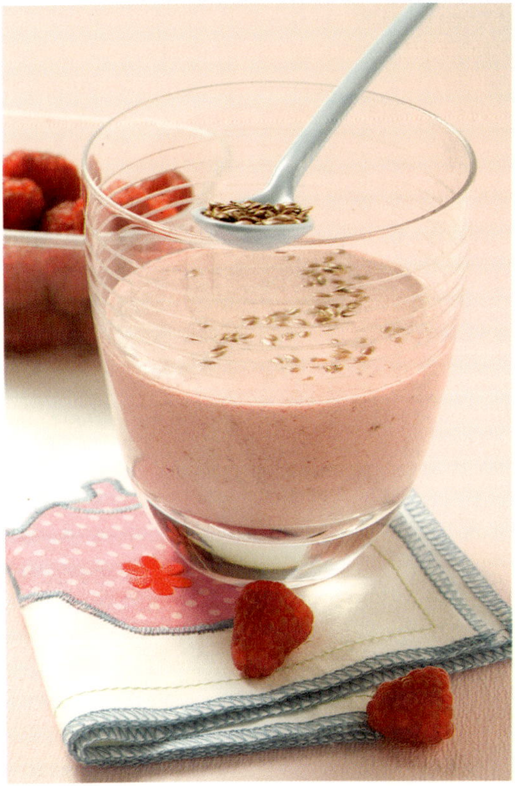

Frühstücksmüsli

50 g blütenzarte Haferflocken | 1 EL Rosinen | 100 ml Buttermilch | 50 ml Orangensaft oder Apfelsaft | 2 Äpfel | Saft von ½ Zitrone | 1 Banane | 30 g gemahlene Haselnüsse | Zimt | 3 EL Himbeeren

1 Haferflocken und Rosinen in Buttermilch und Fruchtssaft etwa 2 Stunden einweichen.

2 Äpfel waschen, ungeschält raspeln und gleichmäßig mit Zitronensaft beträufeln. Banane schälen und in Scheiben schneiden.

3 Apfelraspel, Bananenscheiben und gemahlene Haselnüsse unter die eigeweichten Haferflocken mischen. Müsli mit 1 Prise Zimt abschmecken und mit den Himbeeren garnieren.

Beerenbombe

400 ml fettarme Milch | 100 g Haferflocken | 100 g Heidelbeeren oder Himbeeren | 2 EL gehackte Walnüsse | Zimt | Magerquark nach Bedarf | 2 TL Leinsamen

1 Alle Zutaten bis auf die Leinsamen im Mixer geben und gründlich miteinander vermischen. Eventuell etwas Magerquark zugeben, dann wird die Konsistenz etwas cremiger.

2 Vor dem Servieren mit Leinsamen bestreuen.

Grapefruit mit Frischkäse

2 rosafarbene Grapefruits | 200 g fettarmer körniger Frischkäse | 1 Zweig frische Minze

1 Die Grapefruits halbieren. Mit einem scharfen Messer an den Zwischenhäuten einschneiden und das Fruchtfleisch herauslösen. Dabei den Saft auffangen. In den Schalen verbliebenes Fruchtfleisch auspressen.
2 Den körnigen Frischkäse mit dem Grapefruitsaft verrühren und die Grapefruitstücke unterheben.
3 Den Grapefruitfrischkäse in Schälchen verteilen. Die Blättchen von der Minze zupfen und die Speise damit garnieren.

Möhrenmüsli

6 EL mittelfein geschrotete Hirse | 2 EL Haferflocken | 2 kleine Möhren | 2 kleine Äpfel | 2 kleine Bananen | 1 EL Rosinen | 1 EL Sonnenblumenkerne | 1 EL Sesamsaat | Apfelsaft nach Bedarf

1 Die Hirse über Nacht in so viel Wasser einweichen, dass sie gerade bedeckt ist. Am nächsten Morgen mit den Haferflocken mischen.
2 Möhren schälen und fein reiben. Die Äpfel waschen und von den Kerngehäusen befreien. Bananen schälen. Einen Apfel fein reiben und mit den geriebenen Möhren unter die Hirse-Haferflocken-Mischung heben. Den zweiten Apfel und die Bananen in Stücke schneiden.
3 Die Fruchtstücke mit den Rosinen, den Sonnenblumenkernen und den Sesamsamen zur Hirsemischung geben und alles gut miteinander vermengen. Sollte das Müsli etwas zu trocken sein, ein bis zwei Esslöffel Apfelsaft unterrühren.

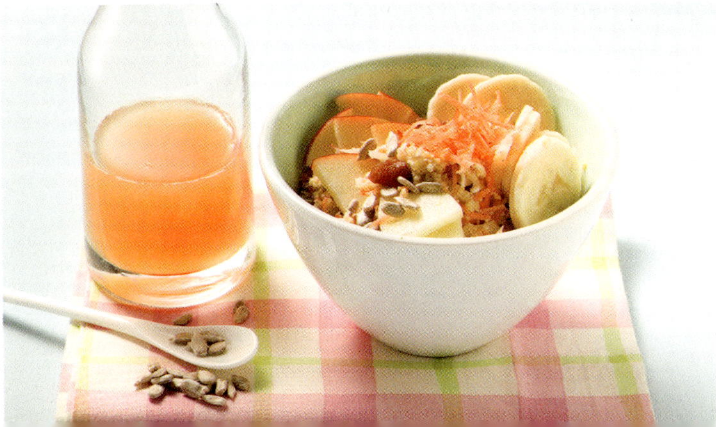

Möhren, Äpfel, Bananen: Die Zutaten für das Möhrenmüsli haben das ganze Jahr über Saison.

Porridge mit Apfel

1 großer Apfel | 2 EL Zitronensaft | 6 Trockenpflaumen | 8 EL kernige Haferflocken | Salz | fettarme Milch nach Bedarf | 2 EL Sahne

1 Den Apfel waschen, vierteln, entkernen und mit Schale grob reiben. Mit Zitronensaft mischen. Die Trockenpflaumen in Streifen schneiden.

2 In einem kleinen Topf 400 ml Wasser zum Kochen bringen. Haferflocken und Trockenpflaumen einrühren. Mit einer Prise Salz würzen und bei geringer Wärmezufuhr etwa 15 Minuten ausquellen lassen.

3 Die Apfelraspel unter die Haferflocken heben und den Porridge nach Geschmack mit etwas Milch verdünnen. Kurz vor dem Essen mit der flüssigen Sahne beträufeln.

Vollkorn-Blaubeermuffins

150 g Blaubeeren | 120 g Dinkelvollkornmehl | 1 EL Zucker | ½ TL Backpulver | ½ TL Natron | Salz | 125 ml Buttermilch | 2 EL Sonnenblumenöl | 1 Ei (Größe M) | ½ Päckchen Bourbon-Vanillezucker | Papierförmchen für das Muffinblech

TIPP

Das nebenstehende Rezept ist für 4 Muffins berechnet. Wenn Sie möchten, backen Sie gleich ein ganzes Blech und frieren die restlichen Muffins ein. Für 12 Stück (1 Muffinblech) benötigen Sie: 450 g Blaubeeren, 350 g Dinkelvollkornmehl, 5 EL Zucker, 2 TL Backpulver, 1 TL Natron, Salz, 375 ml Buttermilch, 6 EL Sonnenblumenöl, 2 Eier (Größe M) und 1 Päckchen Bourbon-Vanillezucker.

1 Den Backofen auf 200 °C vorheizen. Die Blaubeeren verlesen, waschen und gut abtropfen lassen. In eine Schüssel geben und mit etwas Dinkelvollkornmehl bestäuben.

2 Für den Teig das restliche Mehl in eine kleine Schüssel sieben. Den Zucker, das Backpulver, das Natron und das Salz dazugeben und alles gründlich miteinander vermischen.

3 Die Buttermilch in eine zweite, größere Schüssel geben. Das Sonnenblumenöl, das Ei und den Bourbon-Vanillezucker hinzufügen und alles gründlich verrühren.

4 Die Mehlmischung zur Buttermilchmischung geben und kurz untermischen. Die trockenen Zutaten sollen nur eben feucht sein. Zum Schluss die Blaubeeren vorsichtig unterheben.

5 Bei einem Muffinblech 4 Vertiefungen mit Papierförmchen auslegen. Den Teig gleichmäßig darin verteilen. Die Muffins auf der mittleren Schiene des Ofens etwa 25 Minuten goldbraun backen. Im Blech kurz abkühlen lassen, dann aus der Form lösen und auf einem Kuchengitter völlig erkalten lassen.

Kiwi-Shake

4 Kiwis | 1 Banane | 250 ml fettarme Milch | 300 g Magerquark | 2 EL Walnüsse | ½ Vanilleschote

1 Kiwis und Banane schälen und klein schneiden. Mit Milch, Quark und Walnüssen in den Mixer geben. Die Vanilleschote der Länge nach halbieren und das Mark zu den restlichen Zutaten kratzen. Alles kräftig mixen und den Shake mindestens ½ Stunde kalt stellen.

TIPP

Wenn es ganz schnell gehen muss, können Sie für den Kiwi-Shake einfach ein paar Eiswürfel mit in den Mixer geben.

Müsli-Kugeln

1 Tasse kernige Haferflocken | 1 Tasse warme fettarme Milch | ¼ Tasse Kokosraspel | ½ Tasse gemahlene Haselnüsse | ¼ Tasse Rosinen | 1 TL Honig | ½ EL Leinsamen

1 Alle Zutaten in eine Schüssel geben und gründlich miteinander vermengen. 30 Minuten quellen lassen. Backofen auf 170 °C vorheizen.
2 Aus der Masse mit einem Teelöffel kleine Portionen ausstechen und zwischen den Händen zu Kugeln formen. Auf ein mit Backpapier ausgelegtes Backblech setzen. Im heißen Ofen 20 bis 25 Minuten backen.
3 Die Müslikugeln auf einem Kuchengitter auskühlen lassen und in einer gut schließenden Blechdose aufbewahren. Zum Frühstück nach Geschmack mit Milch oder Joghurt und frischem Obst servieren.

Lassen sich auch prima ins Büro mitnehmen: Vollkorn-Blaubeermuffins *(links)* und Müsli-Kugeln *(rechts)*.

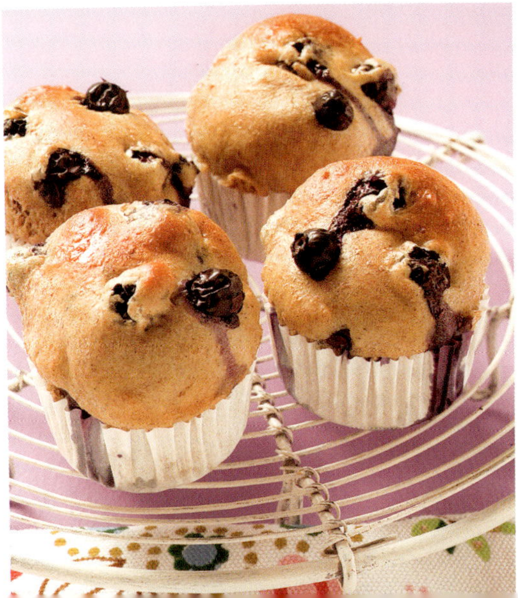

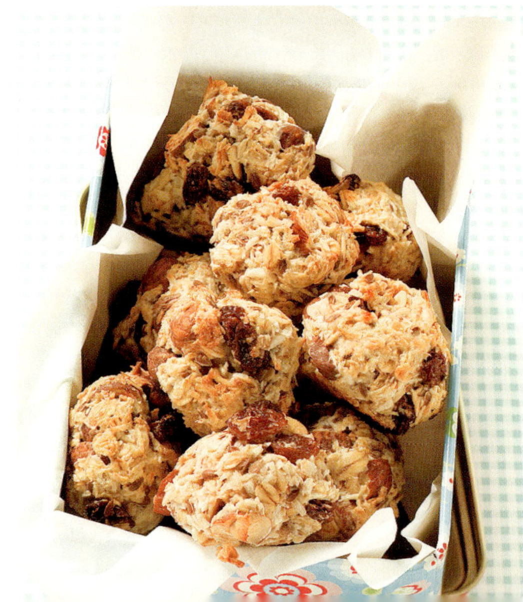

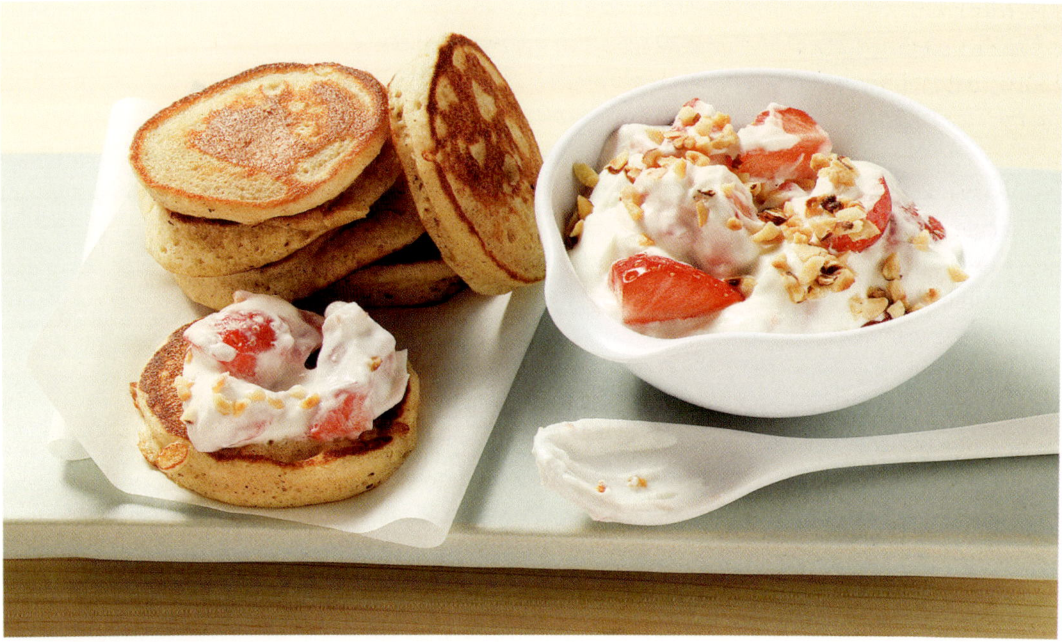

Für Süßschnäbel: Buchweizenpfannkuchen mit Erdbeerquark

Buchweizenpfannkuchen mit Erdbeerquark

2 Eier (Größe M) | 100 g Buchweizenvollkornmehl | ½ TL Trockenhefe | 75 ml fettarme Milch | 1 TL Zucker | ½ Vanilleschote | Salz | 1 EL Mandelstifte | 1 EL Olivenöl | 125 g Magerquark | 50 g fettarmer Joghurt | 75 g Erdbeeren | 2 EL gehackte Haselnüsse

1 Die Eier trennen. Das Buchweizenvollkornmehl mit der Hefe mischen und mit der lauwarmen Milch und dem Eigelb verrühren. Zugedeckt an einem warmen Ort etwa 30 Minuten gehen lassen.

2 Zucker, ausgekratztes Vanillemark, 1 Prise Salz und Mandelstifte in den Teig mischen. Eiweiß sehr steif schlagen und unterheben.

3 In einer beschichteten Pfanne mit etwas Olivenöl nacheinander mehrere kleine Pfannkuchen backen.

4 Magerquark und Joghurt vermischen. Die Erdbeeren waschen, putzen, klein schneiden und unter den Quark heben.

5 Die gehackten Haselnüsse in einer Pfanne ohne Fett rösten. Auf den Erdbeerquark streuen und diesen zu den Pfannkuchen servieren.

Grünkern-Burger mit Apfel-Möhren-Rohkost

1 Zwiebel | 3 EL Olivenöl | 150 g Grünkernschrot | 150 ml Gemüsebrühe, instant | 3 TL frische Majoranblättchen | 2 Eier (Größe M) | Salz | Pfeffer | 2 EL Kürbiskerne | 3-4 Möhren | 2 Äpfel | 2 EL Zitronensaft

1 Die Zwiebel abziehen und in kleine Würfel schneiden. In einer beschichteten Pfanne 1 EL Olivenöl erhitzen und die Zwiebelwürfelchen darin glasig dünsten. Grünkernschrot zugeben und unter Rühren kurz mitdünsten. Brühe und Majoranblättchen zufügen. Bei schwacher Hitze etwa 20 Minuten quellen lassen.

2 Grünkernschrot vom Herd nehmen und etwas abkühlen lassen. Die Eier unterrühren; mit Salz und Pfeffer würzen. Aus der Masse zwei flache Frikadellen formen.

3 In einer beschichteten Pfanne 1 EL Olivenöl erhitzen. Die Grünkern-Bratlinge darin bei mittlerer Hitze von beiden Seiten jeweils 5 bis 7 Minuten braten.

4 Die Kürbiskerne ohne Fett in einer Pfanne anrösten. Die Möhren schälen, Äpfel waschen und beides grob raspeln. Mit Zitronensaft und restlichem Olivenöl mischen; salzen und pfeffern. Kürbiskerne dazugeben und den Salat mit den Bratlingen servieren.

Brot mit Birnen-Walnuss-Frischkäse und Putenbrust

2 EL fettarmer Frischkäse | 2 EL fettarme Milch | 1 Birne | 2 EL gehackte Walnüsse | 2 Scheiben Vollkornbrot | Pfeffer | 4 Scheiben geräucherte Putenbrust

1 Frischkäse mit Milch glatt rühren. Die Birne waschen, halbieren und vom Kerngehäuse befreien. Eine Hälfte der Birne in kleine Würfel, die andere in dünne Scheiben schneiden.

2 Birnenwürfel mit gehackten Walnüssen unter den Frischkäse heben. Birnen-Walnuss-Frischkäse auf den Broten verteilen; pfeffern. Die Brote mit den Birnenscheiben und der Putenbrust belegen.

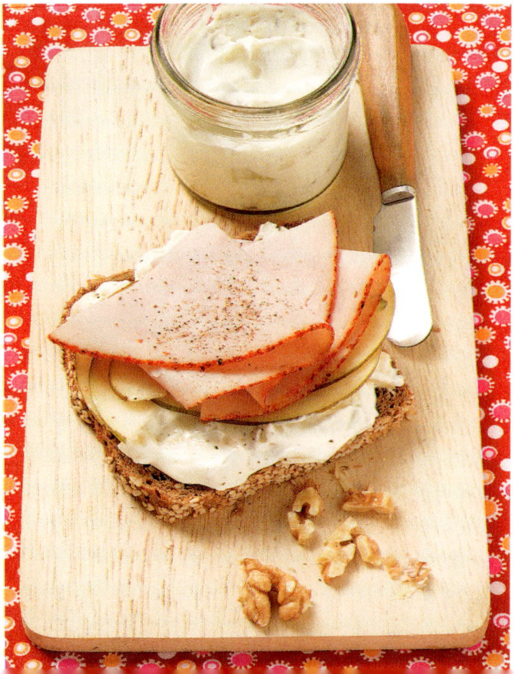

So ein Brot mit Birnen-Walnuss-Frischkäse und Putenbrust kann mit einem Salat glatt auch mal das Mittagessen ersetzen.

Vollkorn-Gewürz-Brötchen mit Paprikaaufstrich

200 ml Buttermilch | ½ Würfel Hefe | 300 g Weizenvollkornmehl | je ½ TL Salz, Kümmel und Fenchelsamen | 5 EL Olivenöl | 1 Tomate | ½ Paprikaschote | 3 schwarze Oliven, ohne Stein | ½ Knoblauchzehe | 50 g fettarmer Frischkäse | ½ TL Thymian | Kräutersalz | Pfeffer | etwas Zitronensaft

1 In einem kleinen Topf 100 ml Buttermilch erwärmen. Die Hefe dazubröckeln und unter Rühren auflösen. Mehl in eine Schüssel geben, eine Mulde in die Mitte drücken. Die Buttermilch-Hefe-Mischung in die Mulde gießen und mit etwas Mehl vom Rand verrühren. Diesen Vorteig zugedeckt etwa 15 Minuten an einem warmen Ort gehen lassen.

2 Salz, Kümmel, Fenchelsamen, Olivenöl und die restliche Buttermilch zum Vorteig geben. Alles miteinander verkneten. Den Teig nochmals etwa 30 Minuten zugedeckt an einem warmen Ort gehen lassen.

Das schmeckt selbst im kältesten Winter nach Urlaub: Warme Vollkorn-Gewürz-Brötchen mit Paprikaaufstrich.

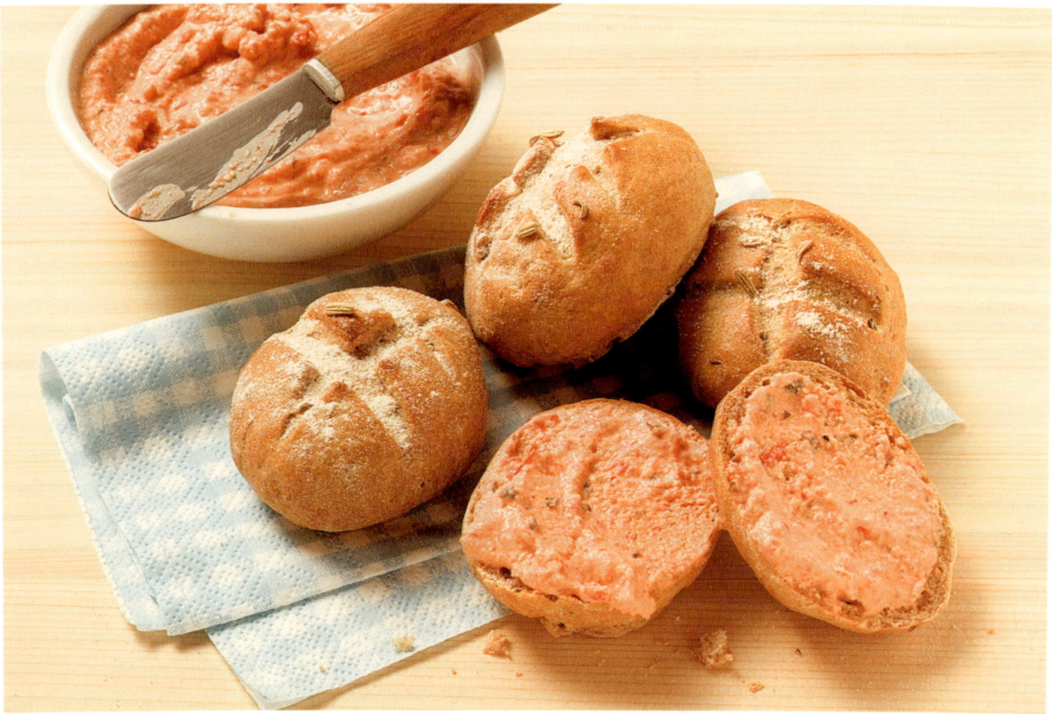

3 Den Hefeteig ein letztes Mal gut durchkneten und 4 Brötchen daraus formen. Mit einem Küchentuch abdecken und weitere 15 Minuten gehen lassen. Backofen auf 200 °C vorheizen.
4 Die Brötchen im heißen Ofen auf mittlere Schiene etwa 20 Minuten knusprig backen.
5 In der Zwischenzeit Tomate und Paprikaschote waschen, putzen und fein würfeln. Oliven hacken. Knoblauch abziehen und hacken. Frischkäse, Tomate, Paprika, Oliven und Knoblauch im Mixer pürieren. Mit Thymian, Kräutersalz, Pfeffer und Zitronensaft würzen. Zu den warmen Vollkorn-Gewürz-Brötchen reichen.

TIPP
Backen Sie gleich die doppelte Menge und frieren Sie die restlichen Brötchen ein. Wenn es einmal ganz schnell gehen muss, kaufen Sie die Vollkornbrötchen beim (Bio-)Bäcker.

Vegetarisches Omelett

4 Champignons | 1 kleiner Zucchino | 1 kleine Zwiebel | 1 EL Olivenöl | 4 Eier | 50 ml fettarme Milch | 2 EL gehackte Petersilie | Salz | Pfeffer

1 Champignons putzen und in Stücke schneiden. Zucchino waschen und in Scheiben schneiden. Zwiebel abziehen und fein würfeln.
2 Olivenöl in einer beschichteten Pfanne erhitzen. Die Champignon-, Zucchini- und Zwiebelstücke unter Rühren darin andünsten.
3 In der Zwischenzeit die Eier mit Milch, Petersilie, Salz und Pfeffer verrühren. Über das gedünstete Gemüse geben. Deckel auflegen und das Omelett etwa 8 Minuten garen, bis es stockt.

Tortilla mit Brokkoli

½ Brokkoli | 1 kleine Zwiebel | 2–3 Tomaten | 1 EL Olivenöl | 4 Eier | 50 ml fettarme Milch | Salz | Pfeffer | 2 EL gehackte Petersilie

1 Den Brokkoli waschen und in Röschen teilen, den Strunk anderweitig verwenden. Die Zwiebel abziehen und in Ringe schneiden. Die Tomaten waschen, vom Stielansatz befreien und in Achtel schneiden.
2 Das Olivenöl in einer beschichteten Pfanne erhitzen und die Zwiebelringe glasig dünsten, Brokkoliröschen zugeben und mitdünsten. Die Tomaten zugeben.
3 Die Eier mit der Milch verquirlen; mit Salz und Pfeffer würzen. Die Mischung über das Gemüse gießen. Mit gehackter Petersilie bestreuen und zugedeckt etwa 8 Minuten garen, bis die Tortilla stockt.

Rezepte für das Mittagessen

TIPP
Wenn Sie das Mittagessen ins Büro mitnehmen oder es dort zubereiten wollen, können Sie den Knoblauch in den Rezpten einfach weglassen. Würzen Sie stattdessen kräftiger mit Kräutern.

Bis zum Abend hat Ihr Körper noch viel Zeit zu verdauen und Kalorien abzubauen. Deshalb darf das Mittagessen ruhig ein wenig üppiger ausfallen. Wer nachmittags körperlich arbeitet, setzt vor allem auf Kohlenhydrate. Wenn Sie sich dagegen noch einmal richtig konzentrieren müssen, ist eiweißreiches Essen ideal.

Hirsesalat mit Spinat und Ziegenkäse

1 TL Korianderkörner | 1 TL Kreuzkümmelsamen | 200 g Hirse | 2 Knoblauchzehen | 2 Möhren | 1 kleines Stück Ingwer | 2 EL Olivenöl | 400 ml Gemüsebrühe, instant | Salz | Pfeffer | 400 g Spinat | 200 g Ziegenfrischkäse | Saft von 2 Limetten | 2 Zweige frische Minze

1 Korianderkörner und Kreuzkümmelsamen im Mörser zerstoßen und in einer Pfanne ohne Öl rösten. Herausnehmen. Die Hirse ebenfalls ohne Fett rösten, bis sie zu duften beginnt.

2 Knoblauch abziehen, Möhren und Ingwer schälen. Alles sehr fein würfeln. In einer beschichteten Pfanne das Olivenöl erhitzen. Möhren, Ingwer und Knoblauch kurz darin andünsten. Die Hirse sowie die Hälfte der Brühe zugeben, mit Salz und Pfeffer würzen und bei schwacher Hitze 20 Minuten garen.

3 Spinat verlesen, gründlich waschen und trockenschleudern. Die harten Stiele abschneiden. Spinatblätter unter die Hirse mischen. Mit Salz und Pfeffer abschmecken und mit dem Ziegenfrischkäse anrichten. Mit Limettensaft beträufeln und mit Minzeblättchen garnieren.

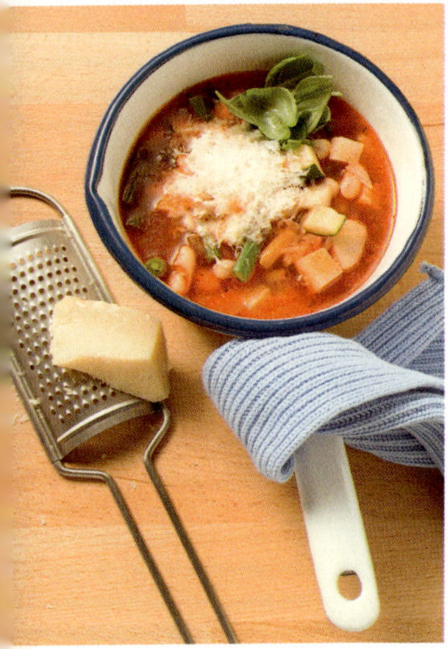

Minestrone lässt sich gut vorbereiten. In ein Schraubglas gefüllt kommt sie mit ins Büro und wird dort nur noch warm gemacht.

Minestrone

80 g Kartoffeln | 1 Möhre | 40 g Sellerie | ½ Zucchino | 60 g grüne Bohnen | 1 Zwiebel | 2 Knoblauchzehen | 3 Zweige frisches Basilikum | 2 EL Olivenöl | 60 ml Weißwein | 800 ml Gemüsebrühe, instant | 1 EL Tomatenmark | 60 g weiße Bohnen, aus der Dose | Salz | Pfeffer | 50 g geriebener Parmesan

1 Kartoffeln, Möhre und Sellerie waschen und schälen; in mittelgroße Würfel schneiden. Zucchino waschen und in 1 cm dicke Scheiben schneiden. Grüne Bohnen waschen, putzen und in 2 bis 3 cm lange

Stücke schneiden. Zwiebel und Knoblauchzehen abziehen und in feine Würfel schneiden. Basilikum waschen und trockenschleudern. Die Blättchen abzupfen.

2 In einem Topf das Olivenöl erhitzen und die Zwiebelwürfel darin anschwitzen. Das vorbereitete Gemüse zugeben und leicht andünsten. Mit dem Weißwein ablöschen. Die Gemüsebrühe angießen und einmal aufkochen lassen. Den Knoblauch und das Tomatenmark zugeben und die Suppe auf kleiner Hitze und bei geschlossenem Deckel etwa 1 Stunde leise simmern lassen.

3 Die weißen Bohnen in ein Sieb abgießen, mit kaltem Wasser abbrausen, gut abtropfen lassen und zur Minestrone geben. Die Suppe ein letztes Mal aufkochen lassen; mit Salz und Pfeffer würzen.

4 Den Topf vom Herd ziehen. Basilikumblättchen in feine Streifen schneiden oder grob zerrupfen und in die Suppe rühren. Mit dem geriebenen Parmesan bestreuen.

WICHTIG

Essen Sie mittags als Vorspeise einen Salat (ohne fettes Dressing) oder eine Portion Rohkost. Alternative: eine große Extraportion bissfest gegartes Gemüse.

Scharfes Gemüsecurry

½ rote Chilischote | 1 kleines Stück frischer Ingwer | 1 Knoblauchzehe | 200 g Zuckerschoten | 2 Möhren | 2 Frühlingszwiebeln | 2 EL Rapsöl | 150 ml Kokosmilch | 1 EL rote Currypaste | 2 EL Sojasauce | Salz

1 Chilischote der Länge nach halbieren. Die Kerne herauskratzen und das Fruchtfleisch in feine Streifen schneiden (eventuell mit Einmalhandschuhen arbeiten). Ingwer schälen, Knoblauch abziehen. Beides fein würfeln. Zuckerschoten waschen, putzen und schräg dritteln. Möhren schälen und in möglichst dünne Scheiben schneiden oder hobeln. Frühlingszwiebeln putzen, waschen und in feine Ringe schneiden.

2 Einen Wok oder eine große beschichtete Pfanne erhitzen. Das Rapsöl hineingeben. Den Knoblauch, den Ingwer und die Chilischote unter Rühren kräftig anbraten. Die Zuckerschoten, die Möhren und das Weiße der Frühlingszwiebeln dazugeben. Unter ständigem Rühren weitere 3 Minuten mitbraten.

3 Die Kokosmilch, die rote Currypaste und die Sojasauce hinzufügen und alles einmal aufkochen lassen. Falls nötig mit Salz abschmecken. Kurz vor dem Servieren das Frühlingszwiebelgrün untermischen.

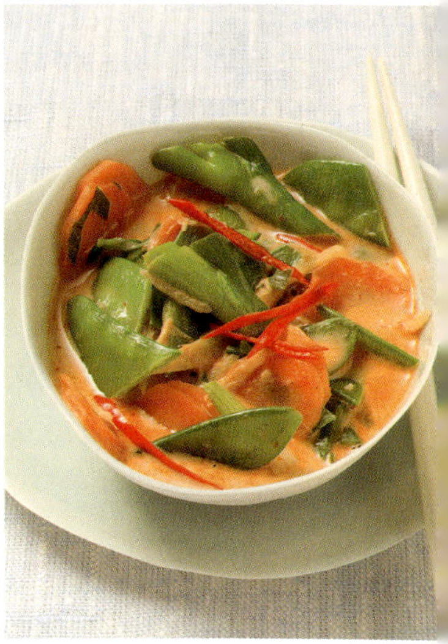

Wärmt von innen: ein scharfes Gemüsecurry.

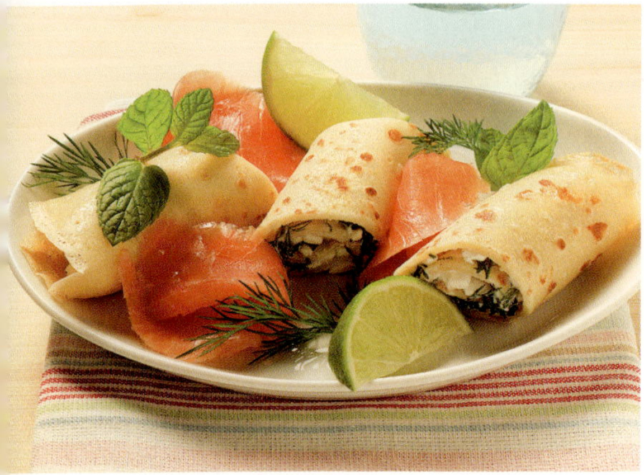

Edles Häppchen: Pfannkuchen mit Räucherlachs. Raffiniert wird es durch die frische Minze.

Pfannkuchen mit Räucherlachs

1 Ei (Größe M) | 1/8 l fettarme Milch | 60 g Mehl | Salz | 1/2 Bund frische Minze | 150 g körniger Frischkäse | 1 Limette | Pfeffer | 1 TL Olivenöl | 2 Scheiben Räucherlachs | Minze und Dill zum Garnieren

1 Für den Teig das Ei, die Milch und und das Mehl mit 1 Prise Salz verrühren. Den Teig 10 Minuten quellen lassen.

2 In der Zwischenzeit die Minze abbrausen und trockenschleudern. Die Blättchen abzupfen. Einige beiseite legen, den Rest in feine Streifen schneiden. Frischkäse und Saft von 1/2 Limette verrühren. Die Minzestreifen untermischen. Mit Salz und Pfeffer würzen.

3 Das Olivenöl in einer beschichteten Pfanne erhitzen. Aus dem Teig zwei große Pfannkuchen backen. Jeden davon mit Minze-Frischkäse bestreichen, aufrollen und in 3 Stücke schneiden. Jeweils mit 1 Scheibe Räucherlachs anrichten. Mit Limettenscheiben, den restlichen Minzeblättchen und dem Dill garnieren.

Wildreis mit Garnelencurry

Salz | 100 g Wildreis | 5 Cocktailtomaten | 1 Zwiebel | 200 ml Kokosmilch | 1 EL gelbe Currypaste | 400 g Garnelen, geschält (frish oder tiefgekühlt) | 1 EL Fischsauce | 1/2 TL Zucker

1 In einem Topf 200 ml Wasser mit 1 Prise Salz zum Kochen bringen. Wildreis zugeben und auf kleiner Flamme quellen lassen. Eventuell zwischendurch weiteres Wasser angießen.

2 Die Tomaten waschen und halbieren. Die Zwiebel abziehen und in Achtel schneiden.

3 In einem Topf 5 EL Kokosmilch aufkochen und 2 Minuten sprudelnd kochen lassen. Currypaste einrühren und weitere 3 Minuten kochen lassen. Die Garnelen hinzufügen und auf kleinerer Hitze 2 Minuten mitgaren. Die restliche Kokosmilch, Fischsauce, Zucker, Zwiebeln und Tomaten zugeben und weitere 3 Minuten sanft kochen lassen.

Zucchiniküchlein mit Putenröllchen

1 großer Zucchino | 1 Knoblauchzehe | 1 Zwiebel | 2 Zweige Petersilie | 1 Zweig frische Minze | 50 g Schafskäse | 1 Ei (Größe S) | 1 EL Sojaflocken | 1 EL gehackte Kürbiskerne | Salz | Pfeffer | 200 g Putenbrust | ½ EL Currypulver | ½ EL gehackter Ingwer | 3 EL Olivenöl | ½ kleine Chilischote | 200 g Magerquark | Saft von ½ Zitrone | ½ TL gehackter Koriander

1 Zucchino waschen, putzen und auf der Gemüsereibe grob raspeln. Knoblauch und Zwiebel abziehen und in kleine Würfel schneiden. Petersilie und Minze waschen und trockenschütteln. Die Blättchen abzupfen und in feine Streifen schneiden. Den Schafskäse mit der Gabel zerdrücken. Zucchini, Knoblauch, Zwiebel, Schafskäse und Kräuter in einer Schüssel vermengen.

2 In einer Tasse das Ei mit Sojaflocken und gehackten Kürbiskernen verquirlen. Zur Gemüsemischung geben; kräftig salzen und pfeffern.

3 Die Putenbrust längs in 4 Scheiben schneiden. Mit der Faust flach drücken. Currypulver und gehackten Ingwer auf dem Fleisch verteilen. Jede Scheibe aufrollen. Jeweils 2 Putenröllchen auf ein Schaschlikspießchen aus Holz stecken.

4 Eine beschichtete Pfanne mit 1 EL Olivenöl auspinseln und erhitzen. Die Fleischspieße hineinlegen, salzen und pfeffern. Unter mehrmaligem Wenden etwa 10 Minuten braten.

5 In einer zweiten Pfanne das restliche Öl erhitzen. Kleine Küchlein aus je 1 EL Zucchinimasse ins heiße Öl setzen. Mit dem Löffel flach drücken und die Küchlein von beiden Seiten 3 bis 4 Minuten knusprig braun braten.

6 Chilischote waschen, entkernen und fein hacken (eventuell mit Einmalhandschuhen arbeiten). Magerquark mit Zitronensaft, Chili und gehacktem Koriander verrühren; salzen und pfeffern. Zu den Putenröllchen und Zucchiniküchlein reichen.

Wenn Sie einmal besonders viel Appetit haben, sind die Zucchiniküchlein mit Putenröllchen genau das Richtige.

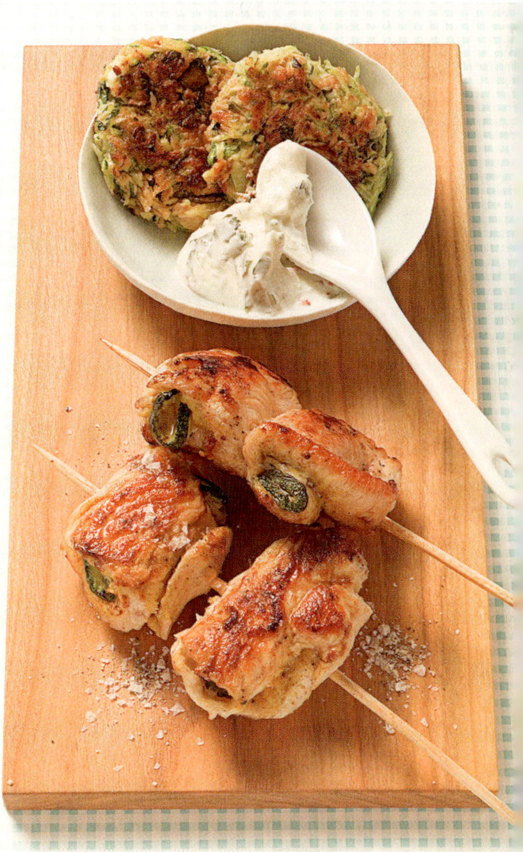

Vollkorn-Pittabrot mit Guacamole, Thunfischdip und Rohkost

250 g Dinkelvollkornmehl | ½ Würfel Hefe | 175 ml fettarme Milch | Salz | 3 EL Olivenöl | 2 EL Sesamsamen | 1 TL Schwarzkümmel | 1 Limette | 1 Knoblauchzehe | 1 Avocado | Pfeffer | Cayennepfeffer | einige Zweige frischer Koriander | 1 Dose Thunfisch, im eigenen Saft | Saft von ½ Zitrone | 2 Zweige Basilikum | 4 Möhren | 1 Kohlrabi | 1 Gurke | je ½ rote und gelbe Paprikaschote |

1 Für das Pittabrot das Dinkelvollkornmehl in eine Schüssel sieben. Hefe in lauwarmer Milch auflösen und mit ½ TL Salz und 2 EL Olivenöl zum Mehl geben. Alles gründlich miteinander verkneten. Zugedeckt an einem warmen Ort 30 Minuten gehen lassen.

2 Den Teig nochmals durchkneten, dann zu einer langen Rolle formen und in 4 gleich große Stücke schneiden. Die Teigstücke zu Kugeln rollen und unter einem sauberen Küchentuch nochmals zehn Minuten gehen lassen. Den Backofen auf 250 °C vorheizen.

3 Jede Teigkugel auf der bemehlten Arbeitsfläche kreisförmig ausrollen. Mit den Hand anschließend noch etwas auseinanderziehen, sodass die Fladen innen dünner sind als am Rand. Auf ein leicht bemehltes Backblech legen. Die Fladen mit etwas Wasser bestreichen und mit Sesamsamen und Schwarzkümmel bestreuen. Im heißen Ofen auf der

Die Vollkorn-Pittabrote mit Guacamole, Thunfischdip und Rohkost können Sie gut ins Büro mitnehmen. Sie sind aber auch ideal als leichter Snack für eine kleine Feier im Freundeskreis.

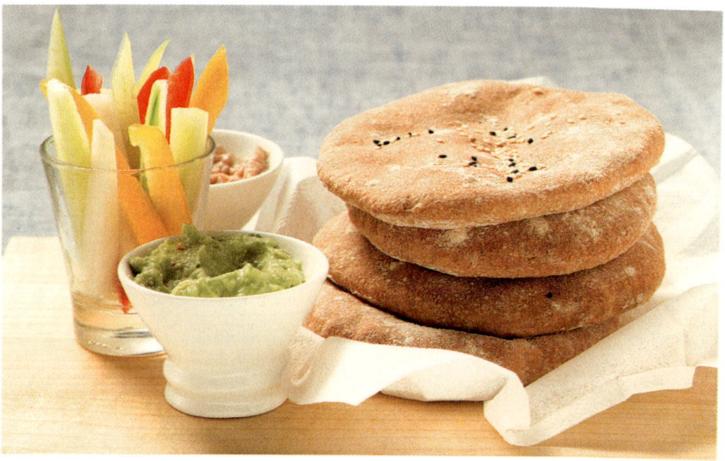

mittleren Schiene 8 bis 10 Minuten backen, bis sie sich aufblähen. Herausnehmen und auf einem Kuchengitter etwas abkühlen lassen.

4 Für die Guacamole die Limette auspressen. Knoblauch abziehen und in Würfel schneiden. Die Avocado halbieren und den Kern entfernen. Das Fruchtfleisch herauslöffeln und mit Limettensaft und Knoblauch im Mixer pürieren. Mit Salz, Pfeffer und Cayennepfeffer würzen. Koriander waschen und trockenschütteln. Die Blättchen abzupfen und fein hacken. Unter die Sauce heben und ein letztes Mal abschmecken.

5 Für den Thunfischdip den Thunfisch abgießen und mit Zitronensaft, dem restlichen Olivenöl, Salz und Pfeffer im Mixer pürieren. Nochmals abschmecken und mit Basilikum garnieren.

6 Möhren, Kohlrabi, Gurke und Paprikaschoten waschen und putzen. In längliche Streifen schneiden.

7 Die lauwarmen Pittabrote mit der Guacamole, dem Thunfischdip und der Rohkost servieren.

TIPP

Backen Sie gleich die doppelte Menge an Pittabrot und frieren Sie den Rest einfach ein. Vor dem Servieren die tiefgefrorenen Brötchen auftauen lassen, mit etwas Wasser benetzen und im warmen Backofen (100 °C) kurz aufknuspern.

Vollkornbruschetta mit Artischocken

½ Bund glatte Petersilie | ½ Glas Artischocken (110 g Abtropfgewicht) | 3 Sardellenfilets, aus dem Glas | 1 EL Ricotta | Salz | Pfeffer | 1 TL Zitronensaft | 4 Scheiben Vollkornbrot | 1 Knoblauchzehe | 2 EL Olivenöl | etwas Rucola

1 Petersilie waschen und trockenschleudern. Die Blättchen abzupfen und fein hacken. Artischocken in einem Sieb abtropfen lassen und anschließend in kleine Würfel schneiden. Sardellen abspülen, trockentupfen und fein hacken. Beides mit Ricotta und gehackter Petersilie verrühren. Mit Salz, Pfeffer und Zitronensaft würzen.

2 Vollkornbrot im vorgeheizten Backofen bei etwa 200 °C oder im Toaster knusprig rösten.

3 Den Knoblauch abziehen, halbieren und die Brote damit einreiben. Mit Olivenöl beträufeln. Die Artischockencreme auf den Broten verteilen. Rucola waschen, trockenschleudern und die Vollkornbruschetta damit garnieren.

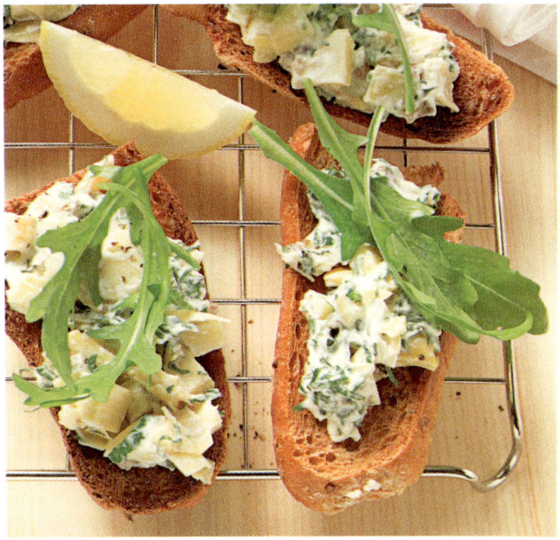

Geht schnell, schmeckt immer: knusprige Vollkornbruschetta mit Artischocken.

Vollkornbrot mit gemischten Antipasti

100 g Austernpilze | 100 g Champignons | 1 kleiner Zucchino | je ½ rote, grüne und gelbe Paprikaschote | ½ Aubergine | 1 Zweig Rosmarin | 2 Zweige Thymian | 1 Knoblauchzehe | 3 EL Olivenöl | Salz | Pfeffer | 1 TL Zucker | 2–3 EL Balsamico-Essig | 4 Scheiben Vollkornbrot

1 Austernpilze und Champignons putzen und je nach Größe in mundgerechte Stücke schneiden. Zucchino, Paprikaschoten und Aubergine waschen und putzen. Zucchino in Scheiben, Paprika in Streifen und Aubergine in Würfel schneiden.

2 Rosmarin und Thymian waschen und trockenschütteln. Nadeln beziehungsweise Bättchen abzupfen; Rosmarin klein hacken. Knoblauch abziehen und fein würfeln.

3 Die Pilze und verschiedenen Gemüsesorten nacheinander jeweils mit 1 TL Olivenöl in einer beschichteten Pfanne bissfest garen. Zum Schluss den Knoblauch zugeben und mit Salz und Pfeffer würzen. In einer Schüssel mischen.

4 Den Zucker in die Pfanne geben und unter Rühren schmelzen lassen. Nach und nach den Balsamico-Essig angießen und alles einmal aufkochen lassen. Das restliche Olivenöl zufügen. Die heiße Marinade über das Gemüse gießen und mindestens eine Stunde durchziehen lassen.

5 Das Vollkornbrot im Toaster oder unter dem Grill kurz anrösten und zu den Antipasti servieren.

TIPP

Bruschetta und Co. sind ideal, um Brotreste zu verwerten. Denn da die Brotscheiben geröstet werden, macht es nichts, wenn sie schon altbacken sind.

Vollkorn-Gemüse-Pizza

300 g Dinkelvollkornmehl | ½ Würfel Hefe | Salz | 5 EL Olivenöl | ½ Bund Basilikum | 1 Dose Pizzatomaten | getrockneter Thymian oder Oregano | 60 g Peperoni, aus dem Glas | 1 Zucchino | 1 Aubergine | 60 g Frühlingszwiebeln | ½ fettarmer Mozarella | 30 g Oliven

1 Dinkelvollkornmehl in eine Schüssel sieben. Die Hefe in 120 ml lauwarmem Wasser auflösen und mit 1 Prise Salz und Olivenöl unter das Mehl mischen. Zu einem geschmeidigen Teig verarbeiten. Zugedeckt an einem warmen Ort 20 bis 30 Minuten gehen lassen. Den Backofen auf 200 °C vorheizen.

2 Das Basilikum waschen und trockenschütteln. Die Blättchen abzupfen und in Streifen schneiden. Die Pizzatomaten mit den Basilikumstreifen, dem getrockneten Thymian bezwiehungsweise Oregano und etwas Salz verrühren.

3 Die Peperoni abgießen, abtropfen lassen und in Ringe schneiden. Das Gemüse waschen und putzen. Zucchini und Aubergine in dünne Scheiben, Frühlingszwiebeln in Ringe schneiden. Den Mozarella abtropfen lassen und in Würfel schneiden.

4 Den Hefeteig noch einmal kräftig mit den Händen durchkneten. Auf der bemehlten Arbeitsfläche zu zwei dünnen Fladen ausrollen. Ein Backblech mit Backpapier auslegen und die Teigfladen darauflegen. Mit der Tomaten-Kräuter-Sauce bestreichen. Zucchini, Auberginen, Frühlingszwiebeln und Oliven auf dem Teig verteilen. Zum Schluss die Mozzarellawürfel aufstreuen. Die Pizzen im heißen Backofen 15 bis 20 Minuten knusprig backen.

Knusprige Vollkorn-Gemüsepizza mit Peperoni, am besten ganz frisch aus dem Ofen – herrlich.

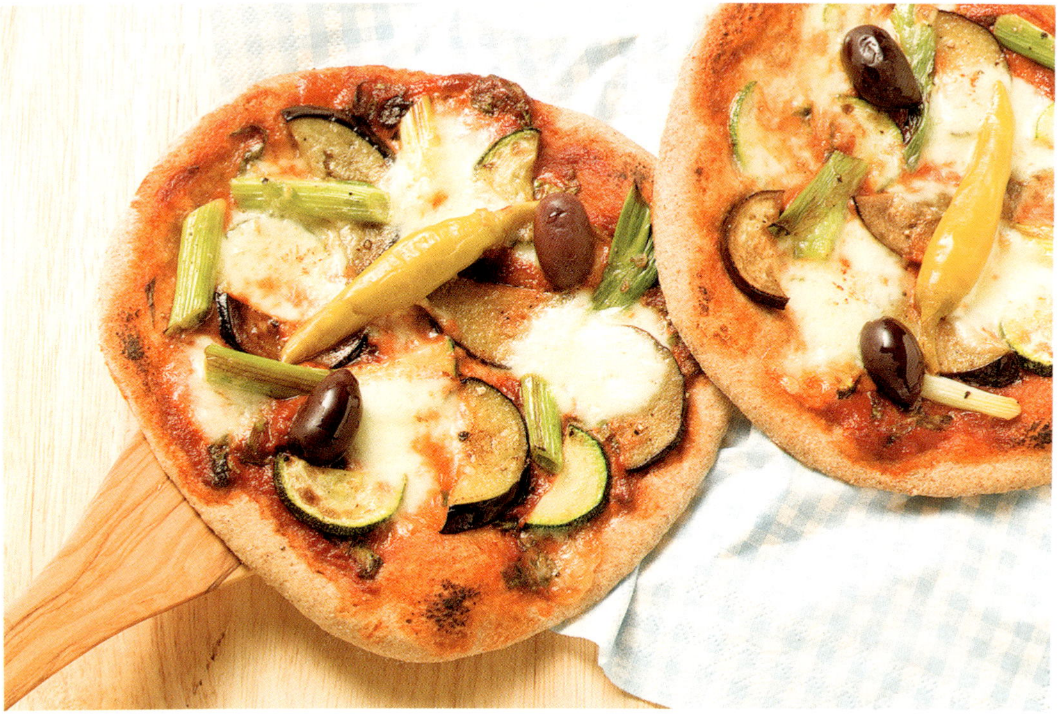

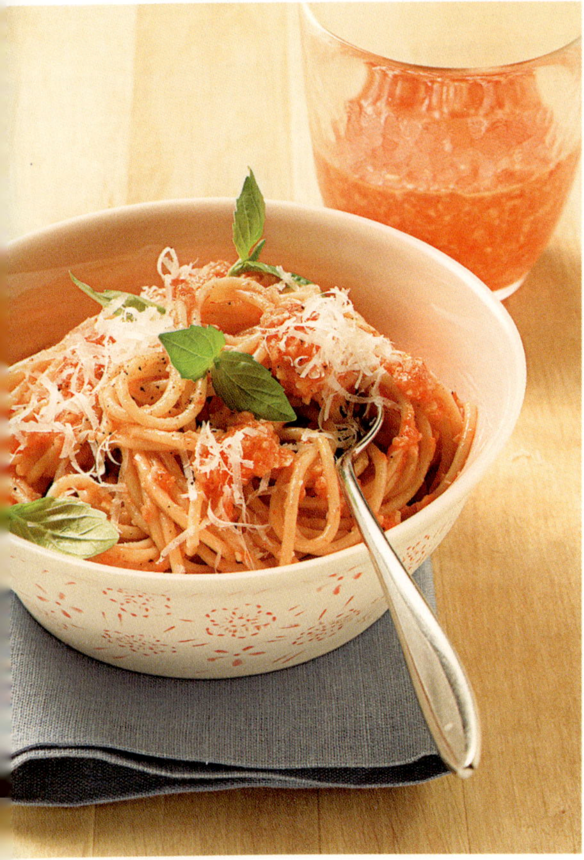

Spaghetti mit Paprikapesto: Zugegeben, das Häuten der Paprika dauert ein wenig, aber das Ergebnis ist einmalig.

Spaghetti mit Paprikapesto

2 rote Paprikaschoten | 1 Knoblauchzehe | 3 EL gemahlene Mandeln | Schale von 1 unbehandelten Zitrone | 2 EL Olivenöl | 1 EL Balsamico-Essig | 30 g frisch geriebener Parmesan | Salz | Pfeffer | 160 g Vollkornspaghetti | einige Basilikumblättchen

1 Den Backofen auf 200 °C vorheizen. Paprikaschoten waschen, auf ein Blech legen und im heißen Ofen rösten, bis die Haut schwarze Blasen wirft (dabei gelegentlich wenden). Paprika herausnehmen und unter einem feuchten Tuch abkühlen lassen. Die abgekühlten Schoten häuten und von Stielansatz, Samen und Trennwänden befreien. Den dabei austretenden Saft auffangen.

2 Knoblauch abziehen und fein würfeln. Paprikafruchtfleisch mitsamt Saft, gemahlene Mandeln, Zitronenschale, Olivenöl, Knoblauch, Essig und Parmesan im Mixer zu einem dicken Püree verarbeiten. Mit Salz und Pfeffer würzen.

3 Vollkornspaghetti in reichlich Salzwasser al dente kochen. Abseihen, mit dem Paprikapesto vermischen und mit Basilikumblättchen garnieren.

Farfalle mit Champignon-Thunfisch-Sauce

1 kleine Zwiebel | 1 Knoblauchzehe | 100 g Champignons | 1 große Tomate | 80 g fettarmer Schafskäse | 1 EL Olivenöl | 120 ml Gemüsebrühe, instant | 1 Dose Thunfisch, im eigenen Saft | Salz | Pfeffer | 160 g Vollkornfarfalle | ½ Beet Kresse

1 Zwiebel und Knoblauch abziehen und fein würfeln. Champignons putzen und in Scheiben schneiden. Tomate einritzen, mit kochendem Waser überbrühen und häuten. Den Stielansatz herausschneiden und das Fruchtfleisch würfeln. Dabei das kernige Innere entfernen. Den Schafskäse in kleine Würfel schneiden.

2 In einer beschichteten Pfanne das Olivenöl erhitzen. Champignons zugeben und kräftig anschwitzen. Zwiebel und Knoblauch zufügen und noch kurz mitdünsten. Mit Gemüsebrühe ablöschen. Thunfisch in die Pfanne geben und kurz erhitzen. Mit Salz und Pfeffer würzen. Tomatenwürfel zugeben.
3 Die Vollkornfarfalle in reichlich Salzwasser al dente garen. Abgießen, abtropfen lassen und mit der Champignon-Thunfisch-Sauce vermengen. Vor dem Servieren mit Schafskäse und Kresse bestreuen.

TIPP

Damit die Nudeln nicht aneinanderkleben, müssen sie in reichlich Wasser kochen. Pro 100 g Pasta rechnen Sie 1 Liter Wasser.

Penne mit getrockneten Tomaten und Pinienkernen

2 Knoblauchzehen | 120 g getrocknete Tomaten, in Öl | 1 kleine Chilischote | 200 g Rucola | 1–2 EL Tomatenmark | Salz | Pfeffer | 4 EL Pinienkerne | 160 g Vollkornpenne | 30 g geriebener Parmesan

1 Den Knoblauch abziehen und fein würfeln. Die getrockneten Tomaten in einem Sieb gründlich abtropfen lassen; dabei das Öl auffangen. Die Tomaten in feine Streifen schneiden. Chilischote waschen und in feine Ringe schneiden. Dabei die Kerne entfernen (eventuell mit Einmalhandschuhen arbeiten). Den Rucola verlesen, waschen und trockenschleudern.
2 Das Tomatenöl in einer beschichteten Pfanne erhitzen und den Knoblauch kurz darin anschwitzen. Die getrockneten Tomaten und die kleingeschnittene Chilischote zugeben. Mit Tomatenmark, Salz und Pfeffer würzen.
3 In einer zweiten Pfanne die Pinienkerne ohne Fett goldgelb rösten.
4 Vollkornpenne in reichlich Salzwasser al dente garen. Abgießen, gründlich abtropfen lassen und zu den Tomaten in die Pfanne geben. Alles kräftig durchschwenken. Nach Geschmack nochmals mit Salz und Pfeffer abschmecken. Rucola klein zupfen und unterheben. Die Nudeln auf Teller verteilen und mit Parmesan bestreuen.

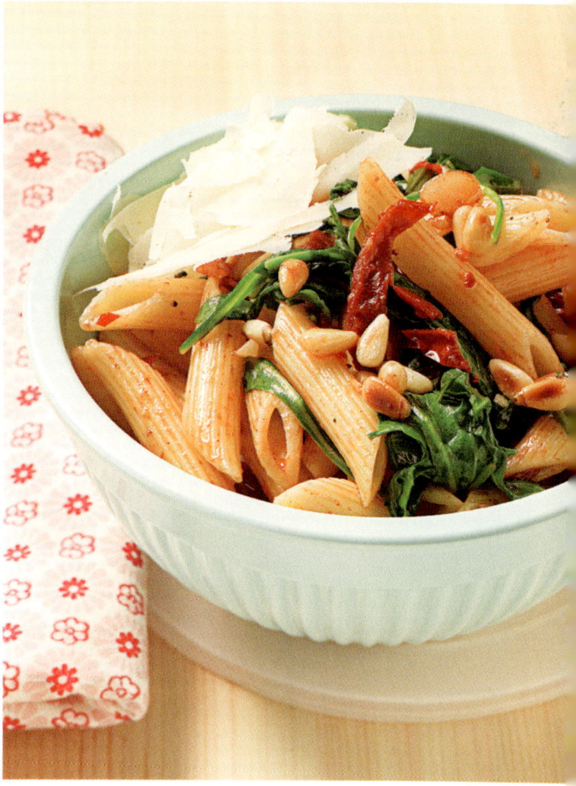

Schneller geht's kaum noch: Penne mit getrockneten Tomaten und Pinienkernen.

Aubergine mit Tofu und Avocadocreme

60 g Naturreis | Salz | 1 Aubergine | 2 Zitronen | 2 EL Olivenöl | 250 ml Gemüsebrühe, instant | 1 Zwiebel | 300 g Tofu | 1 Ei (Größe S) | 50 g geriebener mittelalter Gouda | 1 Handvoll Sonnenblumenkerne | etwas Sojasauce | Pfeffer | 2 EL Magerquark | 1 reife Avocado | 1 Knoblauchzehe | Currypulver

1 Naturreis in der doppelten Menge leicht gesalzenem Wasser einmal aufkochen. Dann bei kleiner Flamme etwa 20 bis 25 Minuten ausquellen lassen.

2 Aubergine waschen, putzen und in 2 cm dicke Scheiben schneiden. Mit dem Saft von 1 Zitrone beträufeln. In heißem Olivenöl von beiden Seiten anbraten. Mit etwas Gemüsebrühe ablöschen und die Auberginen bissfest garen. Eventuell nochmals Brühe zugeben, falls alle Flüssigkeit verkocht ist. **Wichtig:** Die Auberginen dürfen nicht zu weich werden; die Flüssigkeit muss zum Schluss ganz verkocht sein.

3 Den Backofen auf 200 °C vorheizen. Zwiebel abziehen und fein würfeln. Tofu mit einer Gabel zerdrücken. Ei, geriebenen Gouda, Zwiebeln und Sonnenblumenkerne unterheben, mit Sojasauce und Pfeffer würzen. Falls die Masse zu bröselig ist, 1 EL Magerquark untermengen.

4 Die Tofumasse zu kleinen Klößchen formen und auf die Auberginenscheiben setzen. Auf einem leicht gefetteten Backblech etwa 10 Minuten im heißen Ofen überbacken, bis die Tofumasse etwas Farbe angenommen hat.

5 In der Zwischenzeit die Avocado halbieren, den Stein auslösen und das Fruchtfleisch mit einem Löffel herausheben. Knoblauch abziehen und fein hacken. Avocadofleisch mit dem Saft der zweiten Zitrone und 1 EL Magerquark pürieren. Mit Salz, Pfeffer, Knoblauch und 1 Prise Currypulver würzen.

6 Die Tofu-Auberginenhütchen mit Avocadocreme und Naturreis servieren.

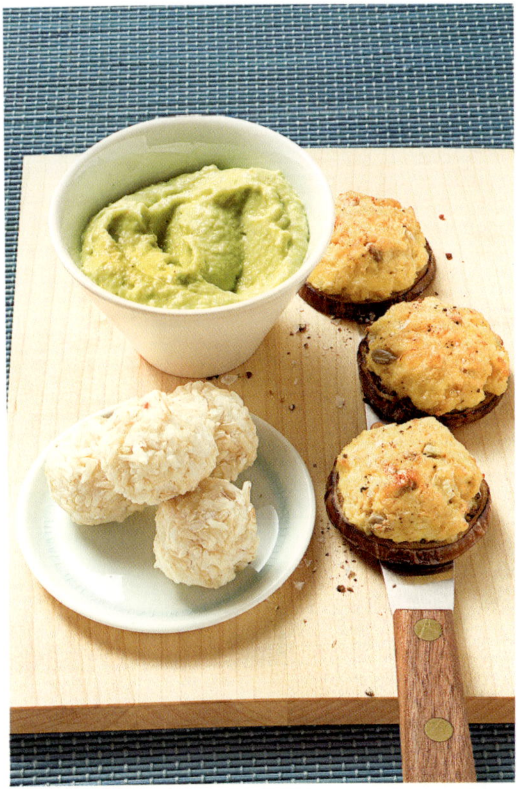

Aubergine mit Tofu, Avocadocreme und Naturreis. Besonders raffiniert sieht es aus, wenn Sie den Reis mit dem Eisportionierer zu kleinen Kugeln formen.

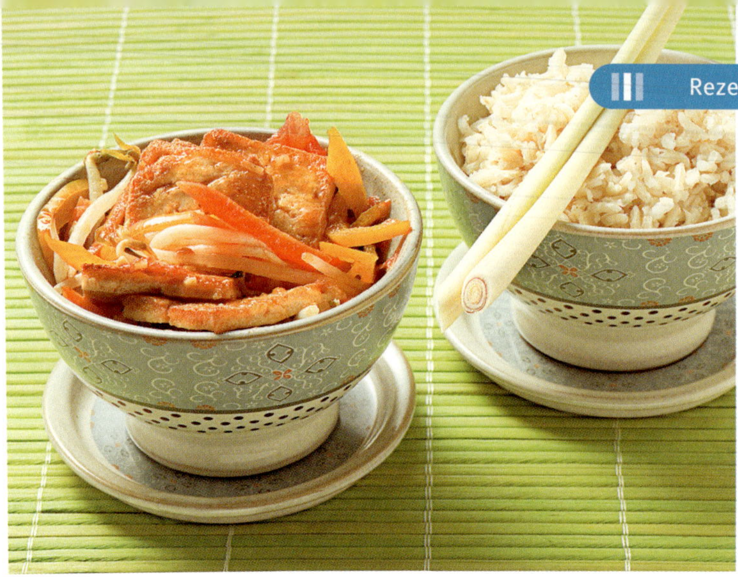

Für Freunde der unkomplizierten Asiaküche zu empfehlen: bunte Tofu-Gemüsepfanne.

Gemüse-Tofu-Pfanne

60 g Naturreis | Salz | 1 gelbe Paprikaschoten | 2 kleine Tomaten | 2 Möhren | 100 g Sojasprossen | 1 Stiel Zitronengras | 1 Stück frischer Ingwer | 100 g Tofu | Pfeffer | 100 g Speisestärke | 2 EL Olivenöl | 1 EL Sojasauce

1 Vollkornreis in der doppelten Menge leicht gesalzenem Wasser einmal aufkochen. Dann bei kleiner Flamme etwa 20 bis 25 Minuten ausquellen lassen.

2 Paprikaschote waschen, putzen und in schmale Streifen schneiden. Tomaten waschen und die Stielansätze entfernen. Tomaten auf der Unterseite über Kreuz einritzen, mit heißem Wasser überbrühen und häuten. Das Fruchtfleisch in Achtel schneiden. Möhren schälen und in dünne Stifte schneiden. Sojasprossen abbrausen und abtropfen lassen. Das Zitronengras mit einem schweren Messer zerquetschen. Den Ingwer schälen und fein würfeln.

3 Tofu in etwa ½ cm dicke Scheiben schneiden. Salz, Pfeffer und Speisestärke mischen und die Tofuscheiben darin wenden.

4 In einer Pfanne 3 TL Olivenöl erhitzen. Tofu anbraten, aus der Pfanne nehmen und warm halten. Das restliche Öl in die Pfanne geben. Paprikastreifen, Möhren und Sojasprossen mit Zitronengras und Ingwer unter ständigem Rühren darin heiß werden lassen. Mit Salz, Pfeffer und Sojasauce herzhaft würzen; Zitronengras entfernen. Tofu wieder in die Pfanne geben und heiß werden lassen. Mit dem Reis servieren.

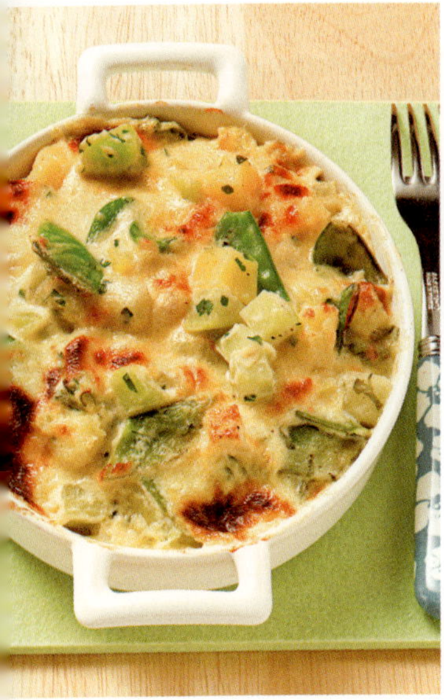

Gemüse klein schneiden, würzen und ab in den Ofen: fertig ist der Kohlrabi-Zuckerschoten-Auflauf.

Kohlrabi-Zuckerschoten-Auflauf

200 g Kartoffeln, vorwiegend festkochend | 1 kleiner Kohlrabi | 200 g Zuckerschoten | Salz | 1 EL Olivenöl | je ½ Bund Kerbel und glatte Petersilie | 125 g fettarmer Joghurt | 50 g saure Sahne | 1 Eigelb (Größe M) | 1–2 TL Meerrettich | weißer Pfeffer | 30 g geriebener Appenzeller Käse

1 Die Kartoffeln und den Kohlrabi waschen, schälen und in etwa ½ cm große Würfel schneiden. Die Zuckerschoten waschen, putzen und schräg halbieren. Den Backofen auf 200 °C vorheizen.

2 In zwei Töpfen Salzwasser zum Kochen bringen. In einem Topf die Kartoffel- und Kohlrabiwürfel 5 bis 10 Minuten bissfest garen. Im zweiten die Zuckerschoten blanchieren; Schoten eiskalt abschrecken. Das Gemüse in einem Sieb gut abtropfen lassen.

3 Eine Auflaufform mit Olivenöl auspinseln. Das Gemüse hineinschichten. Kerbel und Petersilie waschen und trockentupfen. Die Blättchen von den Stielen zupfen und fein hacken.

4 Joghurt, saure Sahne, Eigelb und Meerrettich in einer Schüssel verquirlen. Mit Salz und weißem Pfeffer kräftig abschmecken. Die Kräuter darunter heben und alles über den Auflauf gießen. Mit dem geriebenen Appenzeller bestreuen. Im heißen Ofen auf der mittleren Schiene etwa 30 Minuten überbacken.

Brokkoli-Blumenkohl-Gratin

½ Blumenkohl | ½ Brokkoli | Salz | 1 Knoblauchzehe | 1 EL Olivenöl | Pfeffer | geriebene Muskatnuss | 50 g geriebener fettarmer Gouda

1 Backofen auf 225 °C vorheizen. Blumenkohl und Brokkoli waschen, putzen und in Röschen zerteilen. Brokkolistiele schälen und in Stücke schneiden. Alles in Salzwasser etwa 5 Minuten bissfest garen.

2 Den Knoblauch abziehen und fein würfeln. Mit Olivenöl mischen und eine Auflaufform damit einpinseln. Blumenkohl und Brokkoli in die vorbereitete Form geben. Mit Pfeffer und geriebener Muskatnuss bestreuen.

3 Das Gemüse mit geriebenem Gouda bestreuen und im heißen Ofen etwa 15 Minuten überbacken.

Ofenkartoffeln mit Kräuterquark und Feldsalat

250 g Kartoffeln | 4 Möhren | 1 Bund Lauchzwiebeln | 2 Knoblauchzehen | 4 EL Olivenöl | 2 Zweige frischer Rosmarin | Pfeffer | Kräutersalz | Sesamsamen | ½ Bund glatte Petersilie | 200 g Quark | 100 g fettarmer Joghurt | 2 EL Zitronensaft | Salz | 100 g Feldsalat | 100 g weißer Rettich | 6–8 Erdbeeren | 1 EL Balsamico-Essig | 1 TL Senf | 1 EL Sonnenblumenkerne

1 Den Backofen auf 200 °C vorheizen. Kartoffeln waschen und über Kreuz einschneiden. Möhren schälen und je nach Größe der Länge nach halbieren oder vierteln. Frühlingszwiebeln waschen, putzen und in etwa 5 cm große Stücke schneiden. 1 Knoblauchzehe abziehen und grob würfeln.

2 Ein Backblech mit 1 EL Olivenöl bepinseln. Abgezupfte Rosmarinnadeln, Pfeffer und Kräutersalz darauf verteilen. Die vorbereiteten Kartoffeln auf das Blech legen. Die Möhren dazwischensetzen und das Ganze für 30 Minuten in den heißen Ofen schieben. Das Blech herausnehmen, Frühlingszwiebeln und Knoblauch zugeben und die Kartoffeln mit Sesam bestreuen. Nochmals 10 Minuten im Ofen backen. Das Gemüse währenddessen ab und zu wenden.

3 Für den Quark die verbliebene Knoblauchzehe abziehen und fein hacken. Die Petersilie waschen und trockenschleudern. Die Blättchen abzupfen und ebenfalls fein hacken. Den Quark, den Joghurt sowie je 1 EL Olivenöl und Zitronensaft vermischen. Mit Salz und Pfeffer würzen. Die gehackte Petersilie unterziehen.

4 Feldsalat verlesen, gründlich waschen und trockenschleudern. Den weißen Rettich schälen und auf der Gemüsereibe grob raffeln. Die Erdbeeren putzen und je nach Größe halbieren oder vierteln. Salat, Rettich und Erdbeeren in einer Schüssel locker miteinander vermengen.

5 Für das Dressing 1 EL Zitronensaft, 2 EL Olivenöl, Balsamico-Essig und Senf verrühren. Salzen und pfeffern. Das Dressing über den Salat träufeln, alles gut durchmischen und mit Sonnenblumenkernen bestreuen. Zum Ofengemüse servieren.

Ofenkartoffeln mit Kräuterquark und Feldsalat – die Erdbeeren können Sie je nach Saison durch andere Früchte ersetzen (etwa Trauben, Birnen, Orangenfilets).

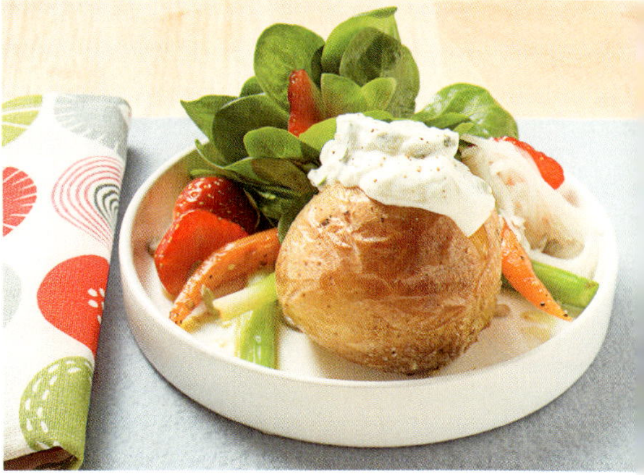

Rezepte für das Abendessen

Wenn Sie Ihren Bauchumfang reduzieren, wollen, sollten Sie abends vor allem auf eiweißreiche Kost setzen. Diese kurbelt die Produktion des Wachstumshormons an und das wiederum verbrennt, während Sie schlafen, reichlich Energie – auch aus den körpereigenen Fettdepots.

Salat von grünem und weißem Spargel mit Lammfilet

300 g grüner Spargel | 200 g weißer Spargel | Salz | 1 Knoblauchzehe | 1 EL Weißweinessig | 1 EL Zitronensaft | 2 EL Olivenöl | Pfeffer | 200 g Lammfilet | 1 Frühlingszwiebel | je ½ TL weiße und schwarze Sesamsamen

RECHTZEITIG ESSEN
Versuchen Sie vor 19 Uhr zu essen. Dann hat Ihr Körper noch genug Zeit zu verdauen, und Sie schlafen besser – das ist wichtig, wenn Sie abnehmen wollen. Denn das Wachstumshormon Somatotropin wird vor allem in der Tiefschlafphase ausgeschüttet.

1 Beide Spargelsorten putzen, schälen und schräg in feine Scheiben schneiden. In wenig Salzwasser etwa 3 Minuten bissfest dünsten. Abgießen, eiskalt abschrecken und abtropfen lassen.
2 Für die Vinaigrette den Knoblauch abziehen und in hauchdünne Scheiben schneiden. Mit Weißweinessig, Zitronensaft, 1 EL Olivenöl, Salz, Pfeffer und 2 EL Spargelsud verrühren.
3 In einer beschichteten Pfanne das restliche Olivenöl erhitzen. Lammfilet von beiden Seiten zirka 5 Minuten darin anbraten. Mit Salz und Pfeffer würzen, herausnehmen und warm stellen.
4 Die Frühlingszwiebel waschen, putzen und in feine Ringe schneiden. Kurz im Bratfett andünsten. Mit Knoblauchvinaigrette ablöschen. Das Lammfilet in dünne Scheiben schneiden. Mit dem Spargel auf Tellern anrichten. Die Vinaigrette darüber träufeln und alles mit Sesam bestreuen.

Feldsalat mit flambierten Zitronengarnelen

160 g Feldsalat | 2 EL Balsamico-Essig | 4 EL Olivenöl | Salz | Pfeffer | 8 Riesengarnelen, mit Schale | 2 TL abgeriebene Zitronenschale | 20 ml Cognac | 2 TL roter Pfeffer

1 Feldsalat verlesen, gründlich waschen und trockenschleudern. Für die Vinaigrette Balsamico-Essig, 2 EL Olivenöl, Salz und Pfeffer verrühren.
2 In einer beschichteten Pfanne das restliche Olivenöl erhitzen. Die Riesengarnelen darin von jeder Seite 1 bis 2 Minuten anbraten. Die

Pfanne vom Herd ziehen und die abgeriebene Zitronenschale zugeben. Mit Cognac flambieren.

3 Feldsalat unter die Vinaigrette mischen und auf Tellern anrichten. Die flambierten Garnelen darauf geben und mit rotem Pfeffer bestreuen.

Steinpilzsalat mit gebratener Seezunge

600 g Steinpilze | 3 Schalotten | 2 EL Balsamico-Essig | 2 EL Olivenöl | Salz | Pfeffer | Saft von 1 Zitrone | 2 Seezungen, à ca. 400 g (küchenfertig filetiert, mit Haut) | Rucola zum Garnieren

1 Die Steinpilze putzen und in Scheiben schneiden. Die Schalotten abziehen und in feine Würfel schneiden.

2 Aus Balsamico-Essig, 1 EL Olivenöl, Salz und Pfeffer eine Vinaigrette rühren. Die Steinpilze darin marinieren.

3 In einer beschichteten Pfanne die Schalotten in 1 EL Olivenöl anschwitzen. Steinpilze aus der Vinaigrette heben und kurz mit erwärmen. Mit Salz, Pfeffer und Zitronensaft abschmecken.

4 Die Seezungenfilets im restlichen Olivenöl auf der Hautseite scharf anbraten. Nach etwa 3 Minuten wenden und die Pfanne vom Herd ziehen. Leicht salzen. Steinpilze auf Teller verteilen und die Seezungenfilets darauf anrichten. Mit Vinaigrette beträufeln und mit Rucola garnieren.

Für besondere Anlässe: Feldsalat mit flambierten Zitronengarnelen *(links)* und Steinpilzsalat mit gebratener Seezunge *(rechts)*.

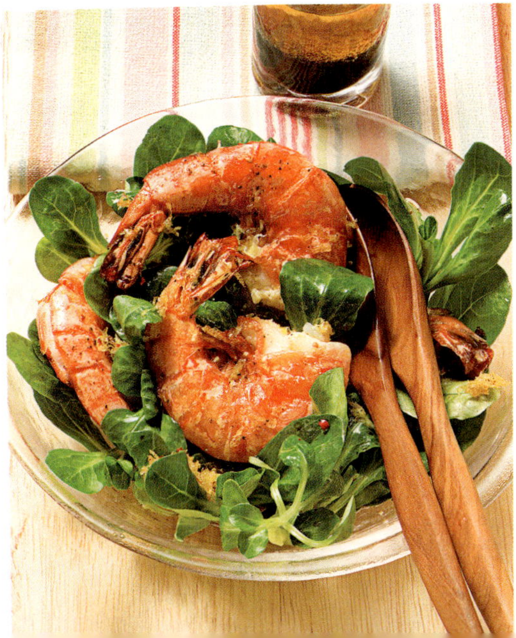

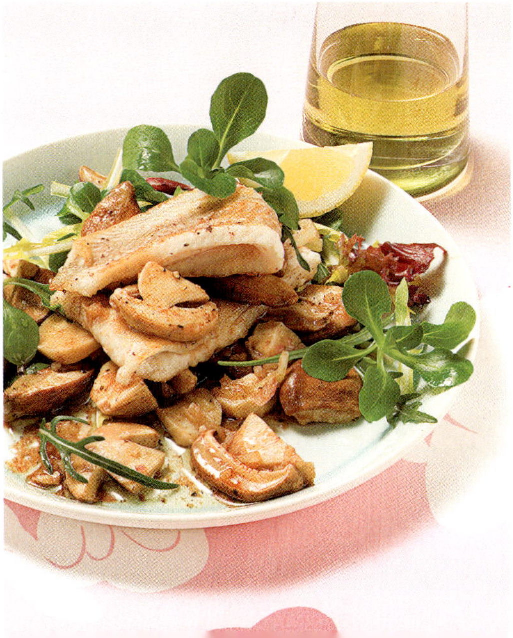

Schwarze-Bohnen-Salat

1 Dose schwarze Bohnen (400 g) | 2 Knoblauchzehen | 2 EL Rotweinessig | 3 EL Olivenöl | Salz | Pfeffer | ½ TL Chilipulver | ½ TL gemahlener Kreuzkümmel | ½ TL gemahlener Koriander | 3 mittelgroße Tomaten | ½ rote Zwiebel | ½ frische grüne Chilischote | ½ EL Limettensaft | 1 EL Koriandergrün, gehackt | 50 g Schafskäse

1 Die Bohnen abgießen, unter kaltem Wasser abbrausen und gut abtropfen lassen.

2 Knoblauch abziehen und fein würfeln. 1 Zehe mit Rotweinessig, 2 EL Olivenöl, 1 kräftige Prise Salz und Pfeffer, Chilipulver, Kreuzkümmel und Koriander verrühren. Die Mischung in einem kleinen Topf zum Kochen bringen und noch heiß über die Bohnen gießen. Vorsichtig mischen. 30 Minuten ziehen lassen; dann nochmals abschmecken.

3 Die Tomaten waschen. Die Stielansätze entfernen und das Fleisch in kleine Würfel schneiden. Zwiebel abziehen und fein hacken. Chilischote waschen und in feine Ringe schneiden; dabei die Kerne entfernen (eventuell mit Einmalhandschuhe arbeiten). Limettensaft und 1 EL Olivenöl verrühren. Zwiebel, verbliebenen Knoblauch und gehackten Koriander zugeben. Salzen, pfeffern und das Dressing über das Gemüse geben. Alles gut durchmischen und ebenfalls rund 30 Minuten ziehen lassen.

4 Die Gemüsemischung vorsichtig unter die Bohnen heben. Den Schafskäse zerbröckeln und darüber streuen.

GEGEN BLÄHUNGEN

Kreuzkümmel, Koriander und Thymian wirken beruhigend auf den Magen und helfen gegen Blähungen. Deshalb können Sie die beiden Bohnensalate auf diesen Seiten auch abends essen, ohne den Verdauungsapparat unnötig zu belasten.

Salat mit Cashewkernen

180 g Blattsalat (zum Beispiel grüner Salat, Batavia, Lollo Rosso, Radicchio) | 2 Möhren | ½ kleiner Brokkoli | Salz | 1 Knoblauchzehe | 3 EL Rotweinessig | Pfeffer | 3 EL Olivenöl | 2 EL Cashewkerne | 40 g Pecorino

1 Den Blattsalat gründlich waschen, trockenschleudern und in mundgerechte Stücke zupfen.

2 Möhren schälen und in dünne Scheiben hobeln. Brokkoli waschen und in Röschen zerteilen. Die Stiele schälen und in kleine Stücke schneiden. Möhren und Brokkoli in wenig Salzwasser oder in einem Dampfeinsatz über kochendem Wasser bissfest garen.

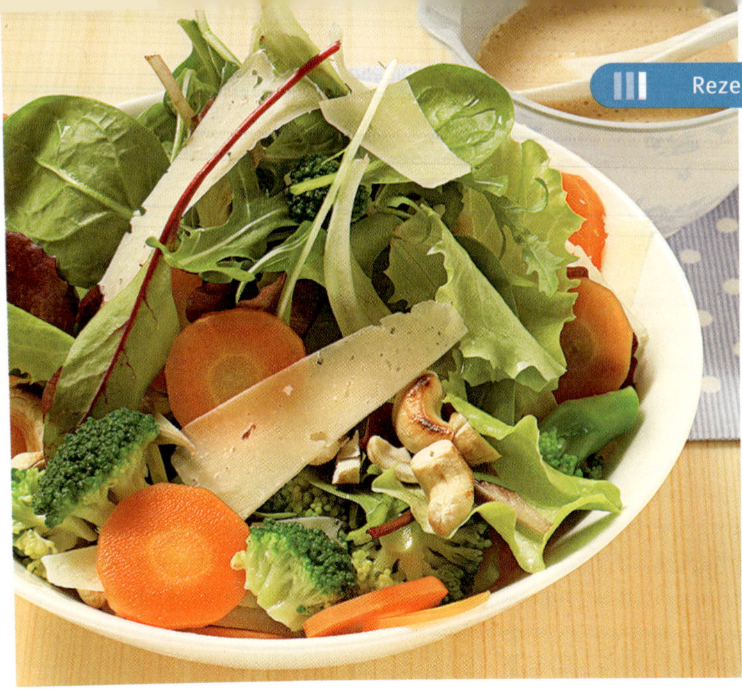

Ein Topping aus gehobeltem Pecorino und gerösteten Cashewkernen verleiht dem Salat aus Blattsalat, Karotten und Brokkoli das besondere Etwas.

3 Knoblauch abziehen und fein hacken. Den Rotweinessig mit 1 EL Wasser, etwas Salz, Pfeffer, Knoblauch und Olivenöl verrühren.

4 Den Blattsalat und das lauwarme Gemüse in eine große Schüssel geben, die Vinaigrette darüber träufeln und gut untermischen. Mit den Cashewkernen bestreuen. Pecorino darüber hobeln.

Marinierte Bohnen mit Thymian

750 g dicke weiße Bohnen, aus der Dose | 1 EL Pinienkerne | 1 Schalotte | 1 Knoblauchzehe | 4 getrocknete Tomaten, in Öl | 100 ml Weißwein | 3 EL Essig | Salz | Pfeffer | 5 Zweige Thymian

1 Bohnen in ein Sieb geben, unter kaltem Wasser abbrausen und gut abtropfen lassen.

2 Die Pinienkerne ohne Öl in einer heißen Pfanne rösten. Die Schalotte und den Knoblauch abziehen und fein würfeln. Getrocknete Tomaten gut abtropfen lassen, das Öl dabei auffangen. Die Tomaten in feine Streifen schneiden.

3 In einer Pfanne 1 EL Tomatenöl erhitzen. Schalotten und Knoblauch darin anschwitzen. Tomaten und Bohnen zugeben. Mit Wein und Essig ablöschen. Sud einkochen lassen; salzen und pfeffern. Die Blättchen vom Thymian zupfen und untermischen. Mit Pinienkernen bestreuen.

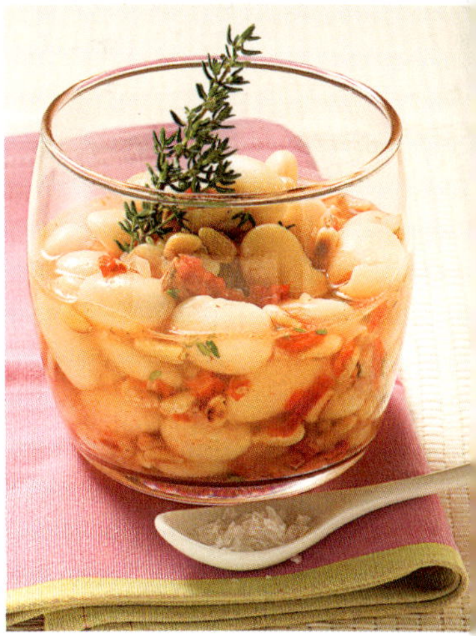

In Gläschen ein toller Partysnack: marinierte Bohnen mit Thymian.

Ingwer-Kürbissuppe

250 g Hokkaidokürbis | 1 Zwiebel | 1 haselnussgroßes Stück frischer Ingwer | 2 EL Erdnussöl | 400 ml Gemüsebrühe, instant | 160 ml Kokosmilch | 2 EL Sojasauce | 2 Prisen gemahlener Kreuzkümmel | ½ frische rote Chilischote | ½ Bund frischer Koriander | 40 g Kürbiskerne

1 Hokkaidokürbis gründlich waschen. Fruchtfleisch mit Schale in kleine Würfel schneiden. Dabei die Kerne entfernen. Zwiebel abziehen und fein würfeln. Ingwer schälen und in dünne Scheiben schneiden.

2 In einem Topf das Erdnussöl erhitzen. Zwiebel und Ingwer darin anschwitzen. Kürbis zugeben und kurz mitdünsten. Gemüsebrühe angießen; aufkochen. Auf kleiner Flamme etwa 15 Minuten simmern lassen, bis der Kürbis ganz weich ist. Kokosmilch zugeben, nochmals aufkochen. Die Suppe pürieren und mit Sojasauce und Kreuzkümmel würzen.

3 Koriander waschen, trockenschleudern und die Blättchen abzupfen. Chilischote waschen und in feine Streifen schneiden; dabei Kerne entfernen. Chili, Koriander und Kürbiskerne über die Suppe streuen.

Kreuzkümmel und frischer Koriander verleihen der Ingwer-Kürbissuppe ein orientalisches Aroma.

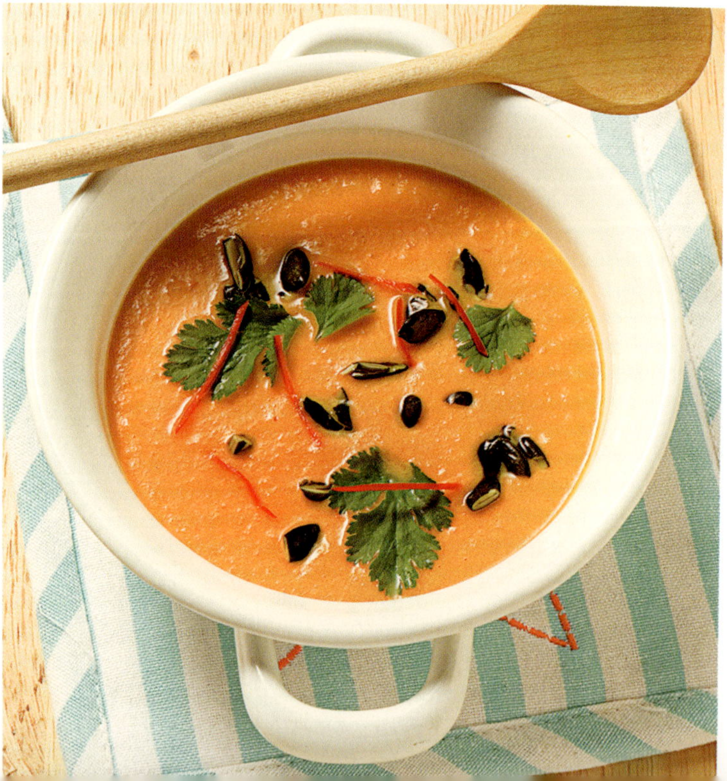

Grünes Tofucurry

200 g Tofu | 2 Thai-Auberginen | 125 g Bambussprossen | ½ kleiner Brokkoli | 80 g Zuckerschoten | 3 Kaffir-Limettenblätter | 2 EL Erdnussöl | 1 TL grüne Currypaste | 200 ml Kokosmilch | 1 TL Zucker | 2 EL Fischsauce

1 Den Tofu in etwa 1 cm große Würfel schneiden. Die Thai-Auberginen waschen, putzen und vierteln. Bambussprossen kalt abbrausen und abtropfen lassen. Den Brokkoli waschen und in kleine Röschen teilen. Zuckerschoten waschen und schräg halbieren. Kaffir-Limettenblätter waschen und in Streifen schneiden.

2 Das Erdnussöl in einer beschichteten Pfanne oder einem Wok erhitzen. Currypaste kurz darin rösten. Tofu, Thai-Auberginen, Brokkoli und Zuckerschoten zufügen und unter Rühren einige Minuten anbraten. Die Kokosmilch und die Bambussprossen dazugeben. Alles einmal aufkochen. Zucker, Limettenblätter und Fischsauce zugeben und alles weitere 3 Minuten leise kochen lassen.

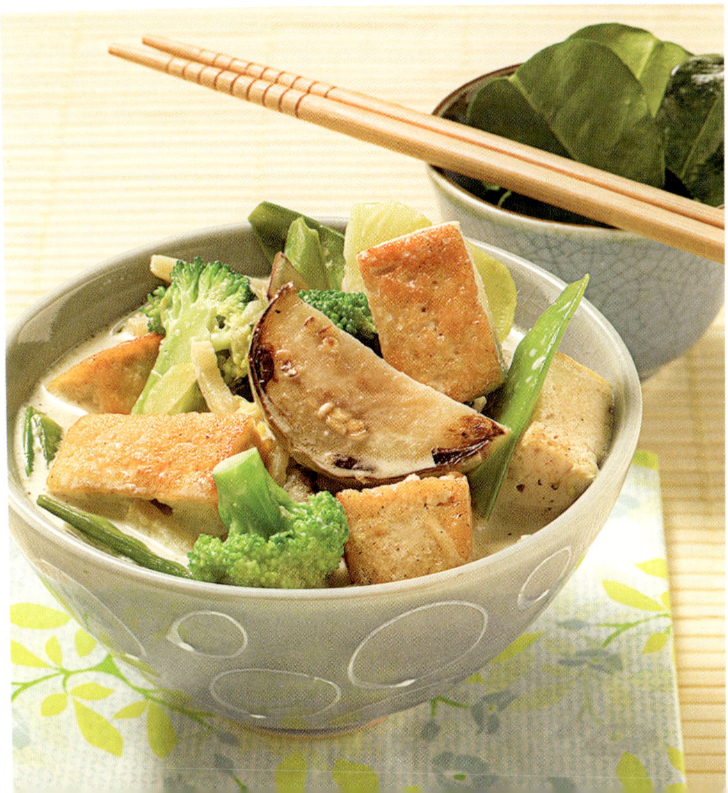

Tofu ist eine tolle Alternative zu Fleisch und Geflügel, wie hier im grünen Tofucurry.

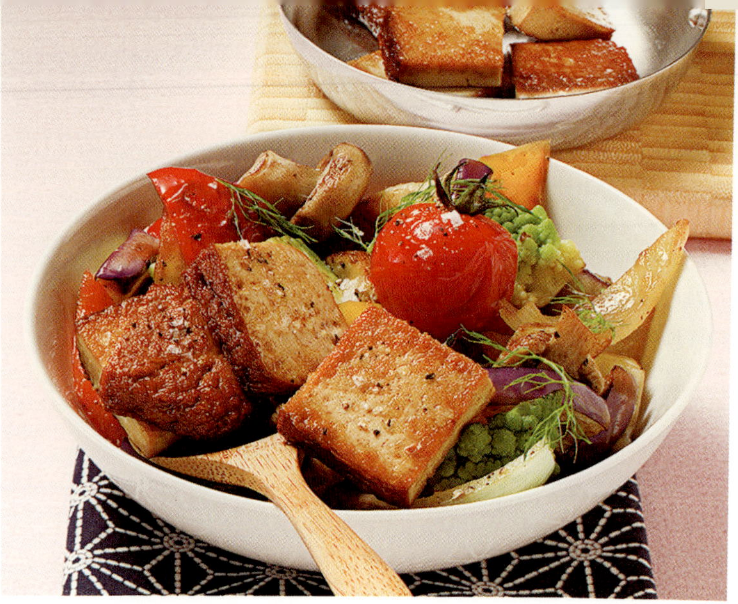

Schön bunt: Räuchertofu mit Ofengemüse in Öl und Zitrone.

Räuchertofu mit Ofengemüse in Öl und Zitrone

1 Zwiebel | ½ Aubergine | je ½ rote und grüne Paprikaschote | ½ Fenchelknolle | ½ Romanesco | 8 Cocktailtomaten | 150 g Champignons | 6 EL Olivenöl | Salz | Saft von 1 Zitrone | Pfeffer | 200 g Räuchertofu

1 Den Backofen auf 200 °C vorheizen. Zwiebel abziehen und vierteln. Aubergine, Paprikaschoten und Fenchel waschen, putzen und in mundgerechte Stücke schneiden. Romanesco waschen und in kleine Röschen teilen. Tomaten waschen und halbieren. Champignons putzen und je nach Größe halbieren oder vierteln.

2 Ein Auflaufform mit 2 EL Olivenöl einpinseln. Zwiebeln, Auberginen, Paprika und Fenchel hineingeben und 10 Minuten im heißen Ofen garen; zwischendurch wenden.

3 Die Romanescoröschen in wenig Salzwasser 3 Minuten dünsten. Mit den Tomaten und den Champignons zum Ofengemüse geben und alles weitere 5 Minuten backen. Die Auflaufform aus dem Ofen nehmen und das Gemüse etwas abkühlen lassen.

4 Zitronensaft mit ½ TL Salz, reichlich Pfeffer und 2 EL Olivenöl verrühren und über das Gemüse träufeln.

5 Räuchertofu in dünne Scheiben schneiden. Das restliche Öl in einer beschichteten Pfanne erhitzen und den Tofu darin knusprig braten. Zum Ofengemüse servieren.

Lachs in Sojasauce mit glasierten Zwiebeln und Sprossen

2 Lachsfilets, à 125 g (ohne Haut und Gräten) | 160 g Sojasprossen | 3 Zwiebeln | 1 haselnussgroßes Stück frischer Ingwer | 2 TL Erdnussöl | 100 ml Sojasauce | 1 Msp. Chilipulver | 2 EL Sesamsamen

1 Die Lachsfilets kalt abspülen und trockentupfen. Die Sojasprossen in ein Sieb geben und kurz mit heißem Wasser abbrausen. Die Zwiebel abziehen, halbieren und feinblättrig aufschneiden. Den Ingwer schälen und fein hacken.

2 In einer Pfanne das Erdnussöl erhitzen und die Lachsfilets darin auf einer Seite anbraten. Zwiebeln zugeben. Nach 3 bis 4 Minuten den Fisch wenden. Die Zwiebeln auf eine Seite schieben und die Sojasprossen in die Pfanne geben. Nach weiteren 3 Minuten mit Sojasauce ablöschen. den gehackten Ingwer und das Chilipulver einrühren und alles nochmals aufkochen lassen.

3 Die glasierten Zwiebeln auf Teller verteilen. Die Sojasprossen daneben anrichten, die Lachsfilets darauf setzen und alles mit den Sesamsamen bestreuen.

ERFOLGSTIPP

Wenn die Pfunde am Bauch möglichst schnell schmelzen sollen, empfiehlt sich am späten Nachmittag und in den frühen Abendstunden ein kurzes Bauch-Workout – beispielsweise die Übungen auf dem Folder. Durch die Muskelbeanspruchung schüttet Ihr Körper nämlich vermehrt das Wachstumshormon Somatotropin aus, das die nächtliche Fettverbrennung noch einmal so richtig ankurbelt. (siehe auch Seite 104). Wichtig: Um den Körper nicht unnötig zu belasten, sollten Sie weder hungrig noch mit vollem Bauch trainieren. Und wenn Sie abends einmal zu müde sind, verschieben Sie das Training gleich auf den nächsten Morgen. Anschließend frühstücken Sie möglichst proteinreich, zum Beispiel ein vegetarisches Omelett oder eine Tortilla mit Brokkoli (siehe Seite 89).

Thunfisch mit Kichererbsensalat

1 Dose Kichererbsen (400 g) | ¼ Bund glatte Petersilie | 3 EL Zitronensaft | 6 EL Olivenöl | Salz | Pfeffer | 2 Stängel Zitronengras | 1 rote Chilischote | 1 EL gehackter frischer Koriander | 2 EL Fischsauce | 6 EL Limettensaft | 2 Thunfischfilets, à 200 g | 1 EL Koriandersamen | 1 EL schwarze Pfefferkörner | Limonenscheiben

1 Kichererbsen in ein einem Sieb kalt abbrausen, gut abtropfen lassen und in eine Schüssel geben. Petersilie waschen und trocken schleudern. Blättchen abzupfen und grob hacken. Kichererbsen, Petersilie, Zitronensaft und 3 EL Olivenöl vermischen. Mit Salz und Pfeffer kräftig würzen.

2 Zitronengras mit einem schweren Messer zerquetschen. Chilischote waschen und in feine Ringe schneiden. Dabei die Kerne entfernen (eventuell mit Einmalhandschuhen arbeiten). Beides mit gehacktem Koriandergrün, Fischsauce, 2 EL Olivenöl und Limettensaft vermischen. Mindestens 10 Minuten ziehen lassen.

3 Thunfischfilets auf beiden Seiten mit dem restlichen Olivenöl bestreichen. Mit zerstoßenem Koriander und Pfeffer bestreuen; fest andrücken. In einer heißen Pfanne von jeder Seite 3 Minuten anbraten (das Innere sollte noch rot sein). Auf Teller geben und mit den Kichererbsen anrichten. Zitronengras aus dem Dressing entfernen und das Dressing über den Thunfisch gießen. Mit Limettenscheiben garnieren.

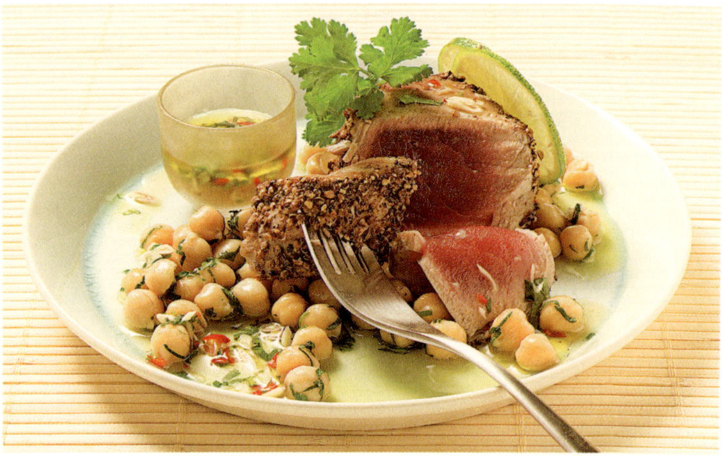

Der nussige Geschmack des Kichererbsensalats unterstreicht das feine Thunfischaroma.

Lachs mit Zitronensalsa

2 unbehandelte Zitronen | ½ Bund glatte Petersilie | 2 EL Kapern | Salz | Pfeffer | 1 Romanesco | 2 kleine Schalotten | 2 EL Olivenöl | Saft von ½ Zitrone | 2–3 EL Mandelblättchen | 2 Lachsfilets, à 125 g (mit Haut)

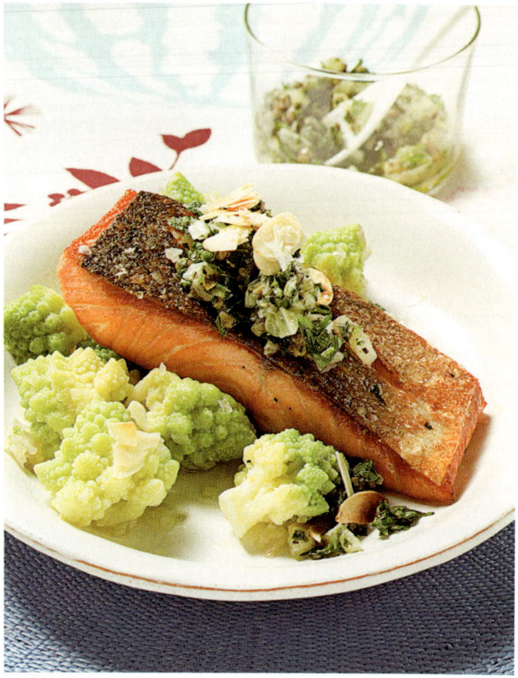

Frische Mischung: Lachs mit Zitronensalsa und Romanesco.

1 Für die Zitronensalsa die Zitronen schälen; dabei auch die weiße Innenhaut völlig entfernen. Das Fruchtfleisch erst in dünne Scheiben, dann in kleine Würfel schneiden. Die Petersilie waschen und trockenschütteln. Die Blättchen abzupfen und grob hacken. Die Kapern abtropfen und ebenfalls hacken. Zitronenwürfelchen, Petersilie und Kapern in einer kleinen Schüssel vermischen; mit Salz und Pfeffer würzen.

2 Den Romanesco waschen. Den dicken Strunk entfernen und anderweitig verwenden. Den Romanescokopf unzerteilt in kochendem Salzwasser kurz blanchieren. Herausheben, in eiskaltem Wasser abschrecken, damit er seine frische Farbe behält, und in kleine Röschen teilen. Die Schalotten abziehen und fein würfeln.

3 Das Olivenöl in einer beschichteten Pfanne erhitzen. Die Schalottenwürfelchen darin anschwitzen. Die Romanescoröschen zugeben und zugedeckt etwa 10 Minuten bissfest garen. Mit Zitronensaft, Salz und Pfeffer würzen.

4 Die Mandelblättchen ohne Fett in einer Pfanne goldgelb rösten, bis sie zu duften beginnen.

5 Den Lachs auf beiden Seiten mit Olivenöl einpinseln. In einer heißen Pfanne ohne weiteres Fett mit der Hautseite nach unten 3 Minuten knusprig anbraten. Die Filets vorsichtig wenden und die Pfanne vom Herd ziehen. Den Fisch in der heißen Pfanne noch 2 bis 3 Minuten nachgaren lassen.

6 Das Romanescogemüse und die Lachsfilets auf Teller verteilen und mit der Zitronensalsa anrichten. Zum Schluss die gerösteten Mandeln darüber streuen.

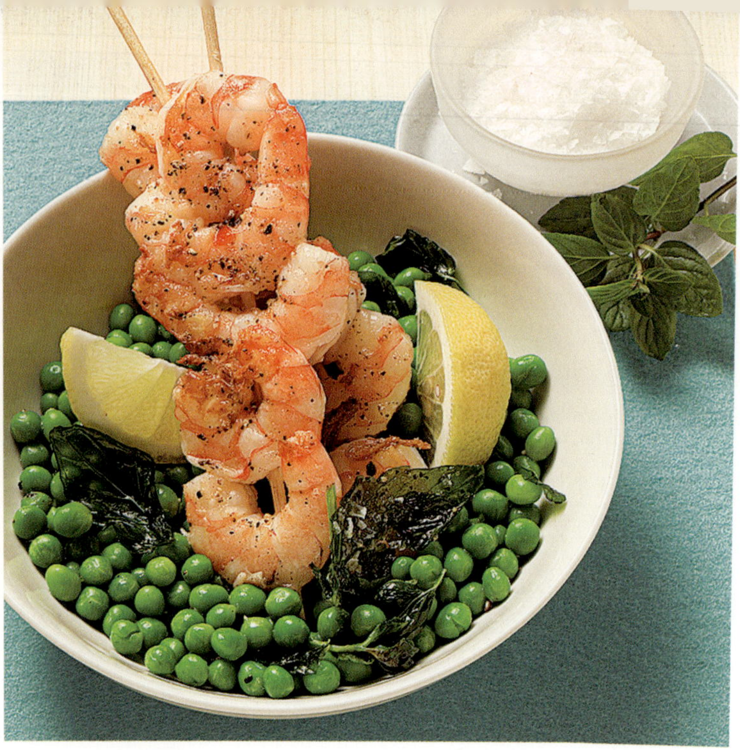

Fast schon Fingerfood: Garnelenspieße mit Erbsen-Minz-Gemüse.

Garnelenspieße mit Erbsen-Minz-Gemüse

400 g Erbsen (frisch oder tiefgekühlt) | Salz | 20 Garnelen, geschält (frisch oder tiefgekühlt) | 1 Knoblauchzehe | 1 EL Rapsöl | Pfeffer | Zitronensaft | 1 EL Olivenöl | 1 Zweig frische Minze

1 Die Erbsen in wenig Salzwasser bissfest dünsten. In Eiswasser abschrecken, damit sie ihre kräftig grüne Farbe behalten, und gründlich abtropfen lassen.

2 Jeweils 5 Garnelen auf ein Schaschlikspießchen aus Holz stecken. (Tiefkühlgarnelen vorher nach Packungsanleitung auftauen lassen.) Den Knoblauch abziehen und mit dem Messerrücken oder der Faust leicht zerquetschen.

3 In einer beschichteten Pfanne das Rapsöl erhitzen. Die zerdrückte Knoblauchzehe zugeben. Die Garnelenspießchen von beiden Seiten im heißen Öl jeweils 2 bis 3 Minuten anbraten. Mit Salz, Pfeffer und Zitronensaft würzen.

4 In einer zweiten Pfanne das Olivenöl erhitzen. Minzeblättchen abzupfen und darin schwenken. Die Erbsen zugeben und erwärmen. Mit Salz und Pfeffer würzen. Zu den Garnelenspießen servieren.

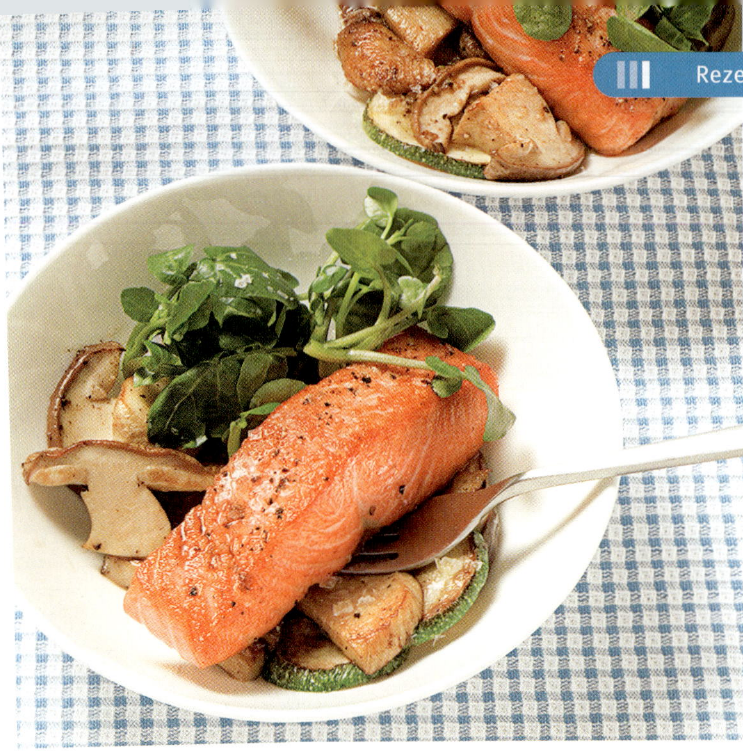

Feine Kombination: Gebratener Lachs mit frischen Steinpilzen und Zucchini. Dazu passt gut die Schärfe der Brunnenkresse.

Gebratener Lachs mit Steinpilzen und Zucchini

2 Bund Brunnenkresse | 1 kleiner Zucchino | 140 g Steinpilze | 2 Lachsfilets, à 125 g (ohne Haut und Gräten) | 3 EL Olivenöl | Salz | Pfeffer | 1 EL Balsamico-Essig

1 Brunnenkresse verlesen, gründlich waschen und trockenschleudern. Zucchino waschen, putzen und in dünne Scheiben schneiden. Steinpilze putzen und ebenfalls feinblättrig aufschneiden.

2 Die Lachsfilets kalt abspülen und trockentupfen. In einer beschichteten Pfanne in 1 EL Olivenöl etwa 3 Minuten anbraten. Die Fischstücke wenden, die Pfanne vom Herd ziehen und den Lachs noch 3 Minuten nachgaren lassen. Salzen und pfeffern.

3 In einer zweiten Pfanne 1 weiteren EL Olivenöl erhitzen. Zucchini und Steinpilze darin bissfest dünsten. Mit Salz und Pfeffer würzen.

4 Balsamico-Essig mit dem restlichen Olivenöl, Salz und Pfeffer verrühren. Die Brunnenkresse darin marinieren.

5 Die Lachsfilets mit Zucchini und Steinpilzen auf Tellern anrichten; Brunnenkresse daneben setzen. Mit der restlichen Balsamico-Marinade beträufeln und schnell servieren.

Chili con carne

2 Zwiebeln | 1 Knoblauchzehe | 2 EL Olivenöl | 350 g Rinderhackfleisch | 200 ml Gemüsebrühe, instant | 1 Dose Pizzatomaten | Salz | Pfeffer | 4 EL Tomatenmark | ½ TL Kreuzkümmel | 1 TL abgeriebene Zitronenschale | 2 Msp. Chilipulver | 2 Lorbeerblätter | 2 Zimtstangen (Ceylon-Zimt) | 180 g Kidneybohnen | 100 g Mais, aus der Dose

1 Zwiebeln und Knoblauch abziehen und fein würfeln.
2 In einer beschichteten Pfanne das Olivenöl erhitzen. Das Hackfleisch darin unter Rühren krümelig braten. Zwiebeln und Knoblauch zugeben und kurz mitbraten. Mit Gemüsebrühe und Pizzatomaten ablöschen. Mit Salz, Pfeffer, Tomatenmark, Kreuzkümmel, Zitronenschale und Chilipulver würzen. Lorbeerblätter und Zimtstangen zufügen. Auf kleiner Flamme 20 bis 30 Minuten leise kochen lassen.
3 Kidneybohnen und Mais in ein Sieb gießen, kalt abbrausen und gut abtropfen lassen. Zum Fleisch geben. Alles noch einmal erhitzen und scharf-würzig abschmecken. Vor dem Servieren Zimtstangen entfernen.

ERFOLGSTIPP

Avocados sind reich an mehrfach ungesättigten Fettsäuren sowie an Vitaminen der B-Gruppe und Vitamin E. Allerdings enthalten sie im Gegensatz zu anderen Früchten eine Menge Fett – ganze 25 g/100 g. Schneiden Sie die Frucht mit dem intensiv nussigen Aroma am besten in dünnen Scheiben in Salate oder verwenden Sie ein paar TL davon mit Zitronensaft, Kräutern und Pfeffer verrührt als Brotaufstrich.

Lamm-Siskebab mit Tomaten-Avocado-Salat

300 g Lammfilet | 1 kleine Zwiebel | 1 Knoblauchzehe | 2 EL fettarmer Joghurt | 1–2 TL Zitronensaft | Salz | Pfeffer | Paprikapulver, edelsüß | ½ TL getrockneter Thymian | 4 Tomaten | ½ Avocado | 50 g fettarmer Schafskäse | 2 EL Olivenöl | 1 EL Weißweinessig

1 Das Lammfilet in 2 cm große Stücke schneiden. Zwiebel und Knoblauch abziehen und fein würfeln. In einer Schüssel Joghurt, Zitronensaft, Zwiebeln und Knoblauch verrühren. Mit Salz, Pfeffer, Paprikapulver und Thymian würzen. Lammwürfel in die Joghurtmarinade geben und alles kräftig umrühren. Mit Folie bedeckt im Kühlschrank 2 Stunden ziehen lassen.
2 Tomaten waschen und die Stielansätze herausschneiden. Fruchtfleisch achteln. Avocado schälen und würfeln. Schafskäse ebenfalls in Würfel schneiden. Alles vermischen. 1 EL Olivenöl, Essig, Salz und Pfeffer verrühren und über die Salatzutaten geben; vorsichtig mischen.
5 Lammfleisch aus der Marinade nehmen und im restlichen Olivenöl in einer beschichteten Pfanne braten. Zum Tomaten-Avocado-Salat reichen.

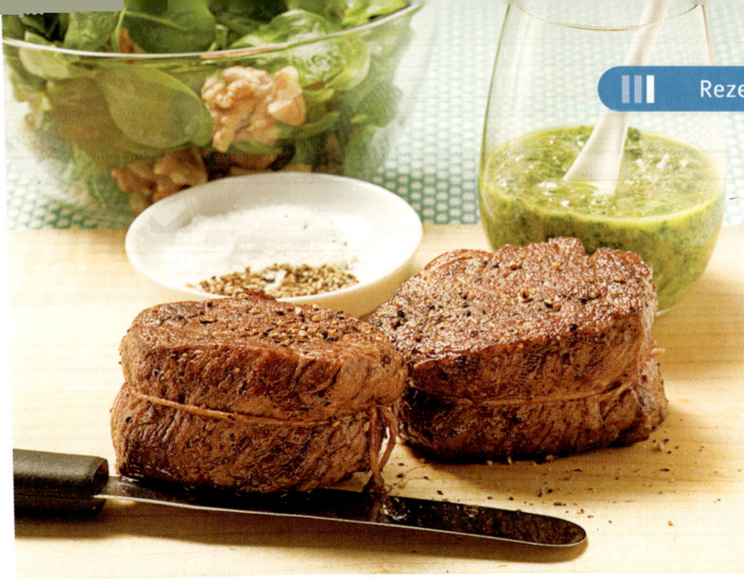

Fleisch einmal ganz pur: Rinderfilet mit Salsa verde und Feldsalat.

Rinderfilet mit Salsa verde

1 kleine Knoblauchzehe | ½ Bund glatte Petersilie | je 1 Zweig Minze und Basilikum | ½ EL Dijonsenf | ½ EL Kapern | 1 Sardellenfilet | 2 EL Rotweinessig | 5 EL Olivenöl | Salz | Pfeffer | 2 Filetsteaks, je 4 cm dick | 200 g Feldsalat | 3 EL Walnussöl | 2 EL Balsamico-Essig | 1 TL milder Senf | 8 Walnüsse

1 Für die Salsa verde den Knoblauch abziehen und grob würfeln. Petersilie, Minze und Basilikum waschen und trockenschütteln. Die Blättchen abzupfen. Knoblauch, Kräuter, Dijonsenf, Kapern und Sardellenfilet mit Rotweinessig und 4 EL Olivenöl im Mixer pürieren. Mit Salz und Pfeffer würzen. Abgedeckt 30 Minuten bei Zimmertemperatur ziehen lassen. Nochmals abschmecken.

2 Jedes Filetsteak mit Küchengarn rund binden. Rundum mit jeweils 1 TL Öl und Pfeffer einreiben. Eine beschichtete Pfanne erhitzen und die Steaks von beiden Seiten je 4 Minuten darin anbraten. Die Steaks sollen innen noch rosa sein (medium). Das Fleisch erst jetzt salzen, in Alufolie wickeln und 5 Minuten ruhen lassen.

3 Den Feldsalat waschen und trockenschleudern. Aus dem Walnussöl, dem Balsamico-Essig, dem milden Senf, Salz und Pfeffer ein Dressing mixen und über den Salat geben. Die Walnüsse grob hacken und über den Salat streuen.

4 Das Garn von den Filetsteaks entfernen. Mit der Salsa verde und dem Feldsalat anrichten.

Hähnchenbrust mit Mozzarella und Zucchini

1 Knoblauchzehe | 4 EL Olivenöl | 1 TL Sambal Oelek | 2 kleine Hähnchenbrustfilets | Salz | Pfeffer | Paprikapulver, edelsüß | 1 kleiner Zucchino | ½ fettarmer Mozzarella

1 Für die Marinade den Knoblauch abziehen und fein würfeln. In einer Schüssel 3 EL Olivenöl mit Sambal Oelek und Knoblauch verrühren.

2 In jedes Hähnchenbrustfilet seitlich eine Tasche schneiden. Das Fleisch innen und außen mit Salz, Pfeffer und Paprikapulver einreiben. Anschließend mit der Marinade bestreichen. Zur restlichen Marinade in die Schüssel legen und diese mit Folie bedeckt 2 Stunden in den Kühlschrank stellen.

3 Zucchino waschen, putzen und in dünne Scheiben schneiden. Den Mozzarella abtropfen lassen und in Scheiben schneiden. Das restliche Olivenöl erhitzen und die Zucchinischeiben anbraten; salzen, pfeffern.

4 Hähnchen aus der Marinade nehmen und abtropfen lassen. Die Taschen mit Mozzarella und gebratenen Zucchinischeiben füllen. Mit Zahnstochern zusammenstecken.

5 Eine beschichtete Grillpfanne erhitzen und das Fleisch bei mittlerer Hitze von jeder Seite 5 bis 8 Minuten braten. In Scheiben schneiden und auf Tellern anrichten.

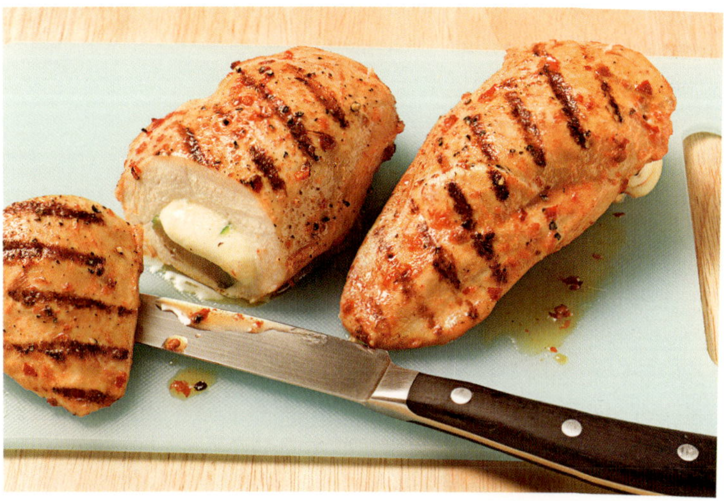

Gegrillte Hähnchenbrust mit Mozzarella und Zucchini ist eine figurfreundliche Variante des klassischen Cordon bleu.

Lammgeschnetzeltes mit Möhrengemüse

300 g Lammsteaks, ohne Knochen | 1 Zwiebel | 3 Knoblauchzehen | 60 g grüne Oliven | 2 EL Walnusskerne | 3 Möhren | 1 frische rote Chilischote | 10 g frischer Ingwer | 60 g fettarmer Schafskäse | 3 EL Olivenöl | 75 ml Gemüsebrühe, instant | ½ TL Speisestärke | Salz | Pfeffer | 1 TL getrockneter Rosmarin | 160 ml Bratenfond, aus dem Glas | 2 EL Zitronensaft

1 Die Lammsteaks in schmale Streifen schneiden. Die Zwiebel und 2 Knoblauchzehen abziehen und fein würfeln. Oliven halbieren (eventuell den Stein herauslösen). Die Walnüsse halbieren.

2 Die Möhren schälen. Die Möhren der Länge nach vierteln oder halbieren. Die Chilischote waschen, längs halbieren, entkernen und in feine Streifen schneiden (eventuell mit Einmalhandschuhen arbeiten). Die letzte Knoblauchzehe abziehen und in feine Scheiben schneiden. Ingwer schälen und fein reiben. Schafskäse in Würfel schneiden.

3 In einer beschichteten Pfanne 1 EL Olivenöl erhitzen und die Möhren darin 1 bis 2 Minuten bei starker Hitze anbraten. Den Knoblauch, die kleingeschnittene Chilischote und den Ingwer zugeben; ebenfalls kurz mitbraten. Mit Gemüsebrühe ablöschen und alles weitere 3 bis 5 Minuten ohne Deckel kochen lassen. Etwas Gemüsebrühe abnehmen und in einer Tasse mit der Speisestärke glatt rühren. Unter Rühren wieder zu den Möhren geben, kurz aufkochen. Salzen.

4 In einer beschichteten Pfanne das restliche Olivenöl erhitzen. Das Lammgeschnetzelte darin unter Rühren scharf anbraten. Die Zwiebel und den Knoblauch zufügen und kurz mitbraten. Mit Salz, Pfeffer und Rosmarin kräftig würzen. Die Pfanne zur Seite stellen.

5 Das Fleisch mit Bratenfond ablöschen. Oliven und halbierte Walnüsse dazu geben. Mit Zitronensaft beträufeln. Lammgeschnetzeltes und Möhrengemüse auf Tellern anrichten und mit Schafskäsewürfeln bestreuen.

DEN TAG GESUND AUSKLINGEN LASSEN

Sie haben sich den ganzen Tag über an die Wochenziele des Sechs-Wochen-Programms gehalten? Prima. Dann sollten Sie auch nach dem Büro nicht in alte »Fallen« tappen.

- Verzichten Sie beim Abendessen auf Kohlenhydrate und setzen Sie stattdessen auf mageres Eiweiß und gesunde Vitamine.
- Sind Sie entspannt? Wenn nicht: Ein warmes Bad, eine Tasse Tee oder ein Spaziergang helfen besser als ein Glas Wein oder der TV-Krimi.
- Gehen Sie früh zu Bett. Der Stoffwechsel arbeitet auch nachts weiter – und Sie können im Schlaf nicht verführt werden zu essen.

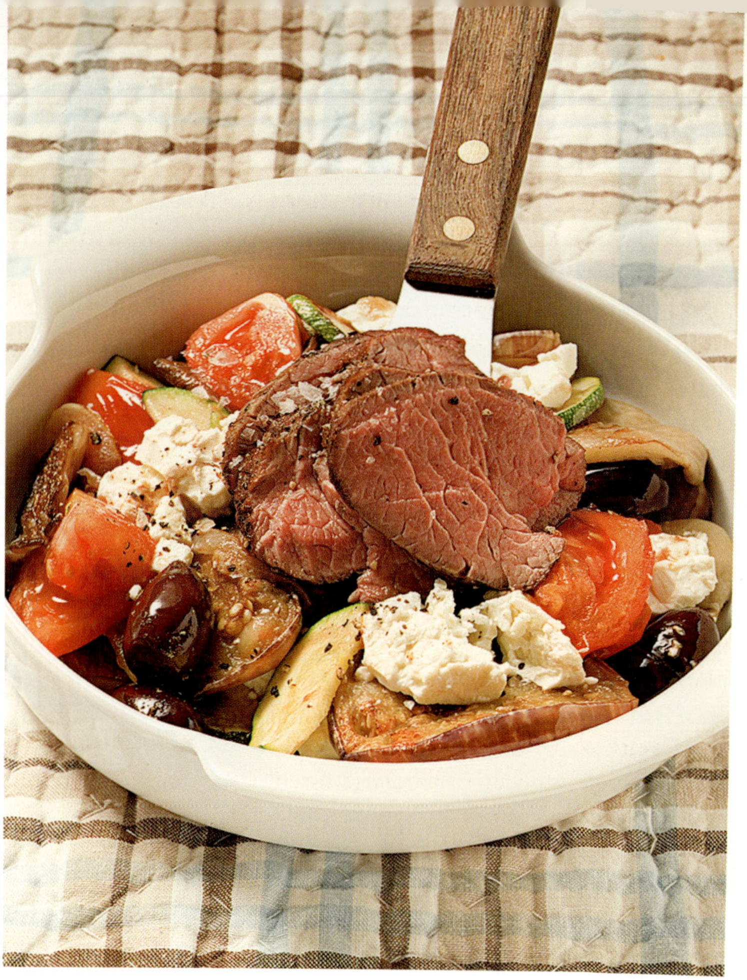

Das zarte Rinderfilet auf mediterraner Gemüsepfanne weckt Urlaubserinnerungen.

Rinderfilet auf mediterraner Gemüsepfanne

1 Zucchino | 1 Aubergine | 1 Zwiebel | 1 Knoblauchzehe | 150 g Austernpilze | 1 Tomate | 50 g Schafskäse | 180 g Rinderfilet | 2 EL Olivenöl | Salz | Pfeffer | 12 schwarze Oliven, ohne Stein

1 Zucchino und Aubergine waschen, putzen und in Scheiben schneiden. Zwiebel und Knoblauch abziehen und fein würfeln. Austernpilze putzen, waschen und feinblättrig schneiden. Tomaten waschen und vierteln. Dabei die Stielansätze entfernen. Schafskäse in Würfel schneiden.

2 Das Rinderfilet in Scheiben schneiden. In einer beschichteten Pfanne 1 EL Olivenöl erhitzen und das Fleisch darin bei starker Hitze von jeder Seite 2 Minuten anbraten. Das Fleisch soll innen noch rosa sein (medium). Salzen und pfeffern. In Alufolie wickeln und ruhen lassen.

3 Das restliche Olivenöl in die Pfanne geben. Zucchini- und Auberginenscheiben anbraten. Die Zwiebeln und die Austernpilze dazugeben. Unter Rühren weiterbraten. Tomatenviertel, Knoblauch und Oliven unterrühren. Mit Salz und Pfeffer würzen.

4 Den kleingeschnittenen Schafskäse auf das Gemüse geben und warm werden lassen. Die Rinderfilets dazulegen und mit Bratensaft aus der Folie beträufeln.

Hähnchenbrust mit buntem Gemüseschaschlik

2 Knoblauchzehen | Saft von 1 Zitrone | 4 EL Olivenöl | ½ TL Oregano | Salz | Pfeffer | 2 kleine Hähnchenbrustfilets | je ½ rote, grüne und gelbe Paprikaschote | ½ Fenchelknolle | 2 Möhren | ½ kleiner Knollensellerie | 125 g Champignons | 1 frische rote Chilischote | Zitronenschitze | 2 Zweige Petersilie

1 Knoblauch abziehen und mit dem Messerrücken zerquetschen. Mit Zitronensaft, 1 EL Olivenöl, Oregano, Salz und Pfeffer vermischen. Die Hähnchenbrustfilets von allen Seiten mit der Mischung einpinseln.

2 Paprikaschoten und Fenchel waschen, putzen und in mundgerechte Würfel schneiden. Möhren und Knollensellerie schälen und ebenfalls würfeln. Champignons putzen und je nach Größe halbieren. Chilischote waschen und in Ringe schneiden. Dabei die Kerne entfernen (eventuell mit Einmalhandschuhen arbeiten).

3 Das Gemüse abwechselnd auf Schaschlikspieße stecken. Mit etwas Salz und Pfeffer würzen.

4 In einer beschichteten Pfanne 2 EL Olivenöl erhitzen. Die Gemüsespießchen bei mittlerer Hitze und unter häufigem Wenden etwa 5 Minuten braten.

5 In einer zweiten beschichteten Pfanne das restliche Öl erhitzen und die Hähnchenbrustfilets von jeder Seite 5 bis 8 Minuten anbraten. Mit den Gemüsespießen auf Tellern anrichten. Mit Zitronenschnitzen und Petersilienzweigen garnieren.

So schmeckt die leichte Küche: Hähnchenbrust mit buntem Gemüseschaschlik.

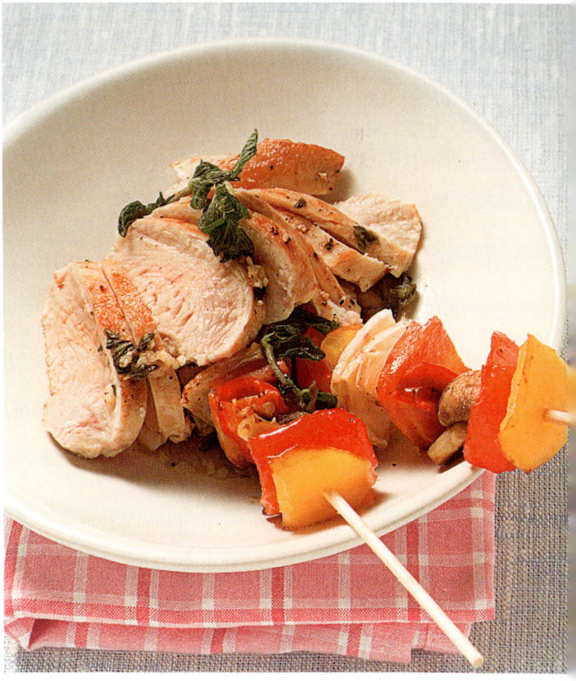

Bücher, die weiterhelfen

› **Despeghel, Dr. Michael:** Fitness für faule Säcke; **Mosaik bei Goldmann, München**

› **Hahn, Michael:** Richtig Schwimmen; **blv Verlag, München**

› **Hottenrott, Kuno/Zülch, Martin:** Ausdauertraining Radsport; **Rowohlt Verlag, Reinbek b. Hamburg**

› **Leitzmann Claus/Million, Helmut:** Vollwertküche für Genießer, **Bassermann Verlag, München**

Bücher aus dem GRÄFE UND UNZER VERLAG, München

› **Adam, Prof. Dr. med./Braun, Dr. Yvonne:** Die Zucker-Fett-Falle. Wie Sie den größten Dickmacher besiegen

› **Betz, Andrea:** Die richtige Ernährung bei Bluthochdruck, Übergewicht, Diabetes, Gicht, Cholesterin

› **Berg, Prof. Dr. Aloys/Stensitzky, Andrea/König, Prof. Dr. Daniel:** Cholesterin senken mit Wirkstoffen aus der Natur

› **Bopp, Annette/Breitkreuz, Dr. Thomas:** Bluthochdruck senken. Das 3-Typen-Konzept

› **Elmadfa, Prof. Dr. Ibrahim u. a.:** Die große GU-Nährwert-Kalorien-Tabelle

› **Frädrich, Dr. Stefan:** Die einfachste Diät der Welt

› **Froböse, Prof. Dr. Ingo:** Das Anti-Jojo-Prinzip. Einmal abnehmen für immer

› **Grillparzer, Marion:** Die neue GLYX-Diät. Abnehmen mit Glücks-Gefühl

› **Grillparzer, Marion:** Das große GLYX-Kochbuch

› **Grillparzer, Marion:** Fatburner. So einfach schmilzt das Fett weg

› **Hainbuch, Dr. Friedrich:** Progressive Muskelentspannung (mit CD)

› **Hederer, Markus:** Laufen statt Diät

› **Heizmann, Patric:** Ich bin dann mal schlank. Das Erfolgsprogramm

› **Mannschatz, Marie:** Meditation. Mehr Klarheit und innere Ruhe (mit CD)

› **Pape, Dr. med. Detlef/Schwarz, Dr. Rudolf/Trunz-Carlisi, Elmar/Gillessen, Helmut:** Schlank im Schlaf

› **Pospisil, Edita/Ilies, Angelika/Muliar, Doris:** Cholesterinspiegel senken. Das große GU Koch- und Backbuch

› **Schmidt, Dr. Mathias R. u. a.:** Nordic Walking

› **Schutt, Karin:** Massagen

› **Tschirner, Thorsten:** Fit mit dem Thera-Band

› **Wacker, Sabine:** Basenfasten. Essen und trotzdem entlasten

› **Waesse, Harry/Kyrein, Martin:** Yoga für Einsteiger

› **Wagner, Dr. Franz:** Reflexzonen-Masssage

› **Wolf, Doris:** Übergewicht und seine seelischen Ursachen

Adressen, die weiterhelfen

aid infodienst
Verbraucherschutz, Ernährung, Landwirtschaft e. V.
Heilsbachstraße 16
53123 Bonn
www.aid.de

Deutsche Gesellschaft für Ernährung e. V. (DGE)
Godesberger Allee 18
53175 Bonn
www.dge.de

Deutsche Gesellschaft zur Bekämpfung von Fettstoffwechselstörungen und ihren Folgeerkrankungen DGFF (Lipid-Liga) e. V.
Waldklausenweg 20
81377 München
www.lipid-liga.de

Deutsches Institut für Ernährungsforschung (Dife)
Arthur-Scheunert-Allee 114–116
14558 Nuthetal
www.dife.de

Deutscher Olympischer Sportbund
Otto-Fleck-Schneise 12
60528 Frankfurt am Main
www.dosb.de

Deutsches Walking Institut (DWI)
Alte Wolterdingerstr. 68
78166 Donaueschingen
www.walking.de

Greenpeace e. V.
Große Elbstr. 39
22767 Hamburg
www.greenpeace.de

Institut für gesunde Ernährung und Lebensführung
Nordstr. 28
74076 Heilbronn
www.ifge.de

Österreichische Gesellschaft für Ernährung (ÖGE)
Zimmermanngasse 3
A-1090 Wien
www.oege.at

Österreicherischer Leichtathletikverband
Prinz-Eugen-Str. 12
A-1040 Wien
www.oelv.at

Schweizerische Gesellschaft für Ernährung (SGE)
Schwarztorstr. 87
CH-3001 Bern
www.sge-ssn.ch

Schweizerischer Turnverband STV
Bahnhofstr. 38
CH-5001 Aarau
www.stv-fsg.ch

Stiftung Ernährung und Diabetes
Beaulieustr. 88
CH-3012 Bern
www.diabetes-ernaehrung.ch

Internetadressen

www.despeghel-partner.de
Homepage des Autors

www.bauchumfang-ist-herzenssache.de
Initiative zur Bauchfettreduktion.

www.was-wir-essen.de
Infos zu Erzeugung, Einkauf und Zubereitung von Lebensmitteln sowie zum gesunden Essen.

www.fitfueroesterreich.at
Infos zu BMI und Übergewicht sowie Tipps zur gesunden Ernährung und Bewegung.

Sachregister

Rezeptregister

Impressum

Genehmigte Lizenzausgabe für Weltbild Retail GmbH & Co. KG
Steinerne Furt,
86167 Augsburg

Projektleitung: Kathrin Herlitz
Lektorat: Sylvie Hinderberger
Bildredaktion: Henrike Schechter
Layout: independent Medien-Design, Horst Moser, München
Umschlaggestaltung: Anna Jansen, Büro 18, Friedberg (Bay.)
Umschlagmotiv: mauritius images / Pierre Bourrie
Gesamtherstellung: Typos, tiskařské závody, s.r.o., Plzeň

Printed in the EU
978-3-8289-4375-9

2016 2015 2014
Die letzte Jahreszahl gibt die aktuelle Lizenzausgabe an.

Bildnachweis:

Fotoproduktion:
Eising foodphotography, Martina Görlach
Weitere Fotos:
Corbis: S. 6/7, 28, 38, 56;
Digital Vision: S. 20;
GU: U2/S. 1, 36/37 (Kay Blaschke);
Photodisc: S. 48; Plainpicture: S. 2, 3, 8, 78/79;
Tom Roch: Folder.
Illustrationen:
Detlef Seidensticker

Syndication:
www.jalag-syndication.de

Wichtiger Hinweis

Die Gedanken, Methoden und Anregungen in diesem Buch stellen die Meinung bzw. Erfahrung des Verfassers dar. Sie wurden vom Autor nach bestem Wissen erstellt und mit größtmöglicher Sorgfalt geprüft. Sie bieten jedoch keinen Ersatz für persönlichen kompetenten medizinischen Rat. Jede Leserin, jeder Leser ist für das eigene Tun und Lassen auch weiterhin selbst verantwortlich. Weder Autor noch Verlag können für eventuelle Nachteile oder Schäden, die aus den im Buch gegebenen praktischen Hinweisen resultieren, eine Haftung übernehmen.